發展障礙完全自立手冊

[女子篇]

澤口千寬 著

瑞昇文化

前言

感謝您拿起這本書。您會拿起這本書，是不是因為對「發展障礙」和「女性」這兩個關鍵字特別有感觸呢？

事實上，有不少女性是在成年後才意識到自己有發展障礙的特質。由於男性與女性的發展特質表現方式往往不同，因此在幼年時期，女性的發展障礙特質較不易被察覺。舉例來說，有ADHD的男孩可能因過動而無法在課堂上安靜坐著的狀況，發展特質較明顯；但有ADHD的女孩過動的現象則是出現在大腦。雖然腦中思緒紛亂、難以集中注意力，但是不會四處走動，因此較不容易被察覺。也就是說，這種不明顯的特質，女性因外在表現不明顯而不容易發現有發展障礙的狀況。

另外，在普世氛圍下，女性多半會被要求扮演圓融合群的角色，這也可能會導致隱性自閉症特質（ASD）被掩蓋。我個人認為，由於女性普遍被社會期待重視協調性與同理心，因此當有人與大家的意見相左或打扮過於特別時，就無法融入女生團體，我想應該有不少人有親身經歷或是看過類似的情形。明明覺得不怎麼有趣的事卻跟著一起笑，內心不認同卻勉強附和表示同意，只因過去曾因「不夠合群」而經歷許多不開心的事，於是過度迎合他人、徹底隱藏真實自我。這種生存模式，正是隱性ASD特質難以被發現的原因。結果導致許多女性直到成年後，因工作無法順利運轉、在職場中被孤立，甚至成為母親後面對育兒困境時，才發現自己有這類的特質。

我從2017年起經營專為發展障礙女性設立的社群「Decojo」。我們透過線上或線下面對面的方式，舉辦過數百場女性限定的發展障礙當事人聚會（與有相同問題的當事人一同分享煩惱、傾訴讓自己感到不開心的事，希望透過當事人間分享煩惱與困惑、互相共感並交流生活技巧的活動）。

在舉辦這類型的過程中，我發現許多女性習慣獨自承受煩惱。即便發現自己有發展障礙，在生活上卻沒做出任何改變，既沒有與他人討論，也不知如何處理自身特質，這樣的人真的很多。即便提起勇氣找人傾訴，卻常收到「你看起來超正常啊！」這樣的回覆，更別說去深入討論了，這種情況屢見不鮮。

在聚會活動時，我也發現有許多特質屬灰色地帶的女性朋友。當時來活動取材的新聞記者曾說「如果只是普通對話，真的會覺得跟一般人沒什麼差別，甚至還會覺得他們非常善於溝通呢」。

這些乍看跟其他人沒什麼太大差異，特質較為模糊的當事人，因為外顯特質相當輕微，常被認為「沒什麼大不了」而遭輕視。但事實上，這類型的人最難被理解，也最難獲得支援。可是發展障礙特質所帶來的煩惱，並不會因特質表現輕微而比較少。

我自己也是成年後才發現自己有發展障礙。工作總是瀕臨崩潰、家裡亂到無處下腳、信箱塞滿繳款單及廣告傳單……每天都過著相當緊繃的生活。

然而，藉由與聚會中的女性當事者的對話，我終於找到了屬於自己的生存方式，那種「原來不是只有我」的安心感，加上其他當事者分享的「小撇步」，讓自己在生活上能夠更加舒適。這本書正是集結了這些「看似微小卻關鍵」的生活智慧。即使無法參加當事人聚會、無法找人討論、無法確定自己是否有發展障礙，只要仍懷抱生存困境的人，這些「微小改變」都可能成為打破困境高牆的契機。如果本書能成為你改善生活的契機，那就再好不過了。

本書盡可能地忠實呈現女性發展障礙當事人的真實心聲。除了Decojo成員們的協助下，我們收集了300份，接近7萬字的問卷回覆，更在有發展障礙的媽媽社群活動收集各方意見，另外也進行了數場個別訪問，努力地傾聽相關當事人「真實的心聲」。

即使同屬發展障礙，實際症狀與困擾會因類型截然不同。因此，我們盡可能的涵蓋多元面向。除了聚焦女性生理期與產後憂鬱等性別議題，也涵蓋許多不分男女的主題討論。是一本無論是當事者、灰色地帶女性、社福醫療從業者、身邊有女性當事者的親友，甚至男性當事者，都可以閱讀的書籍。

※本書為求親切，稱有發展障礙的當事人為「發達民」。

第1章 想找到適合自己的工作
—換個工作人生大不同

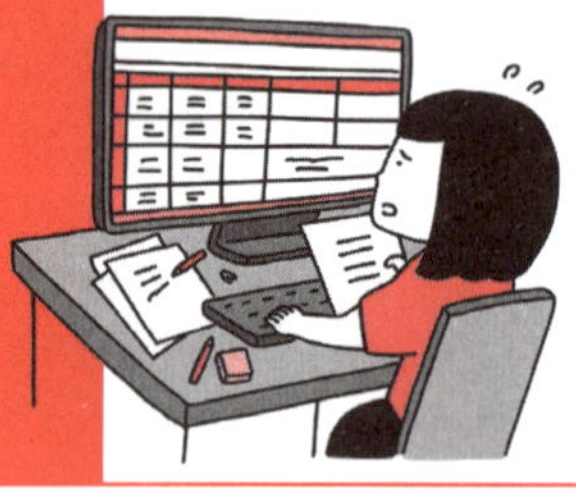

第2章 想解決家事及生活上的煩惱 ——稍作調整就大有成效

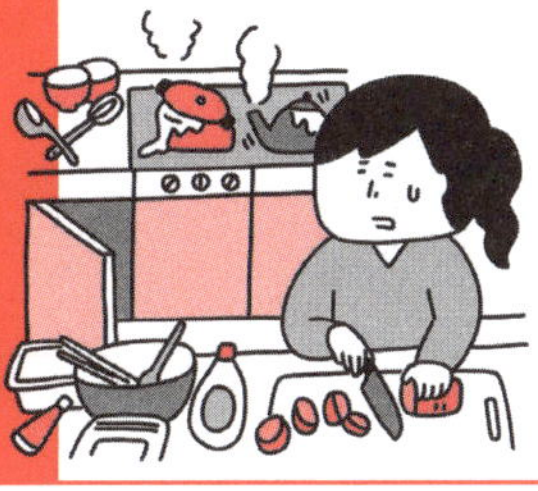

第3章 想解決育兒上的困擾
——不要獨自承受，向周圍尋求協助

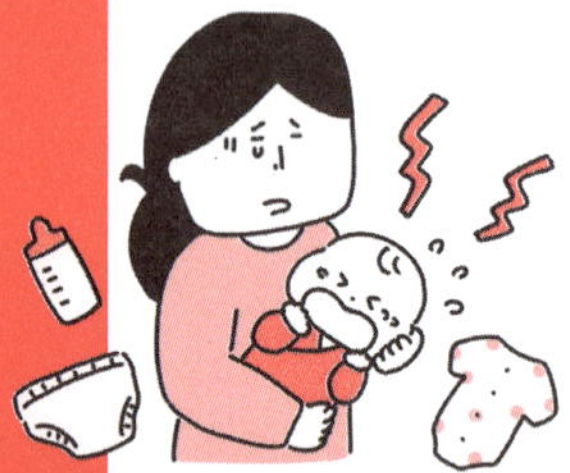

第4章 想調整易疲累的體質

——疲累是身心放出的訊息

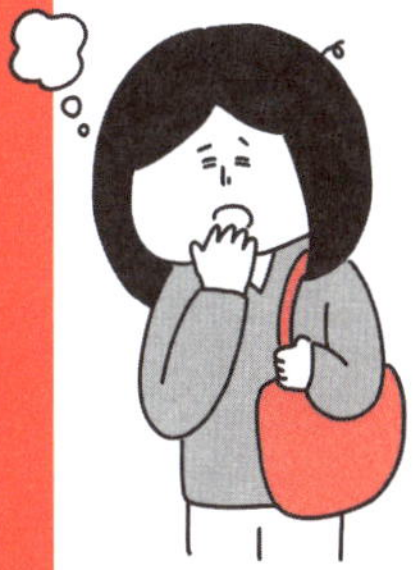

第5章 想改善不擅處理人際關係的現狀
——首先把注意力放回自己身上

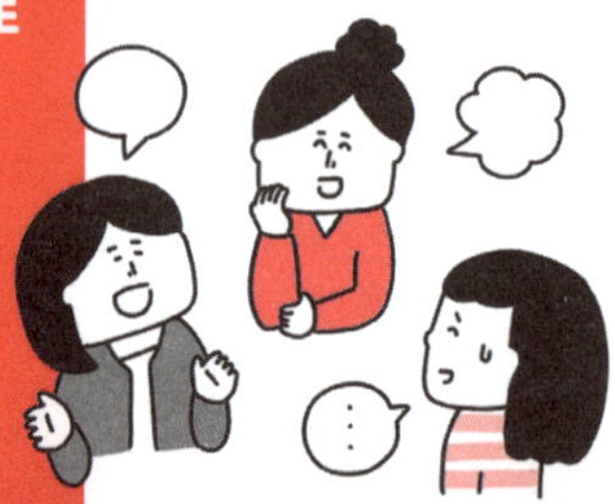

第6章 想解決女性常見的煩惱
—即使笨拙或缺乏品味也沒關係

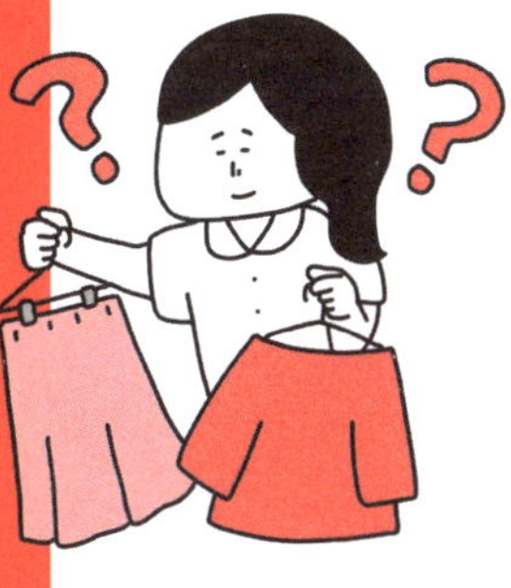

※本書中提及的規定、表格及應用程式（APP）等內容，主要依據日本的國情編寫，僅供相關人士作為研究與參考之用。

Point 1
介紹發展障礙者在生活中會直接遇到的各種煩惱事例

覺得洗衣服是件苦差事

對策

○ 藉由筆記或將作業流程化，讓工作記憶維持在輕鬆狀態
○ 培養不急就章的洗衣技巧
○ 使用可讓洗衣作業更輕鬆的小物

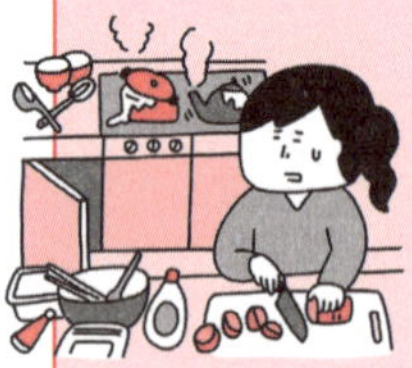

事例

意識到自己好像一整天都在洗衣服

早上先洗一次衣服，等家人出門之後，髒衣籃裡又堆滿了睡衣。在洗衣機運轉的時候先去完成其他家務，卻沒有注意到衣服已經洗完了就這樣忘了晾衣服。

好不容易覺得髒衣籃終於清空了，卻又在其他地方發現家人脫下來卻忘記丟進籃子裡的髒衣服，真的是讓人非常焦躁。光是摺疊家人衣物就耗費數小時，燙衣與收納總是一再被拖延。

終於覺得洗完衣服要開始整理的時候，家人陸陸續續地回到家，待洗的衣物又一件件的丟進籃子，看來晚上又不得不再洗一次了。明明都已經洗成這樣了，一到早上「媽媽，沒有運動服～！」、「襪子在哪裡？」這樣的對話依然如風暴襲來。

明明每次都提醒「昨天就該準備」，但是早上仍然是亂成一團。沒有人說一句感謝的話，還被抱怨「為什麼沒有洗呢？」真的是讓人覺得非常不舒服。

原因

工作記憶有限，效率不彰

洗衣服屬於間隙型家務。在洗衣機運轉的時候，可以趁空檔製作料理、晾好衣物到要晾乾的這段期間還可以外出購物、進行掃除等家務。是非常需要多工能力的作業。

發展障礙的其中一個特質便是**工作記憶容量有限**。工作記憶指的像是為了做某一件事將需要的資訊暫時性的記憶在大腦中，如同大腦的備忘錄，負責暫時儲存執行任務所需的資訊。有不少人應該曾有把

048

Point 2
從醫學的角度切入，分析造成問題發生的原因

本書特色

Point 3
從非醫學的角度切入，介紹當事人可運用在日常生活中的應對方法

「洗衣服、料理、買東西、打掃……」等待辦事項記錄在大腦的工作記憶中，但卻因為「突然有訪客」而把待辦事項忘得一乾二淨這樣的經驗吧。

特別像是洗衣服這類的作業需要執行的步驟相當多，需長時間保留在工作記憶中，加上整個流程的時間較長，相關的動作即使已經放入工作記憶中，也很容易不小心遺漏。也因此出現衣服洗好了卻忘記晾衣服必須要重洗一次、忘記洗衣服、下雨忘記收衣服必須重洗衣服等慘劇經常發生。

解決方法

藉由筆記或是將作業流程化，讓工作記憶維持在輕鬆狀態

比起在腦中整理該做的事情，試著用筆寫下來或是**將待辦清單記錄在智慧型手機的ToDo List中**。

待辦清單範例

❶ 每天必做的事

~~洗衣服~~
~~丟垃圾 or 整理垃圾~~
~~確認信箱是否有信件~~
洗餐具（早餐用餐碗）
~~晾衣服~~
打掃浴室
打掃廁所
折衣服
收衣物

❸ 途中 啊！忘記洗碗了
確認清單時發現被跳過的待辦事項
❹

❷ 今天要做的事

~~買東西（洗碗精/味醂/垃圾袋~~ 不能忘記！）
打掃玄關
~~帳單繳費~~

❺ 晚上 啊！明天有客人要來家裡卻忘記打掃！明天一早絕對不能忘記整理玄關！

Point

❶盡可能地將每天固定的待辦事項依照執行時間順序寫下來。不管是記在手機提醒或是寫在白板上都可以，請重複使用這個待辦清單
❷每天早上（或前一晚）寫下當日的待辦事項
❸列出清單後，如果在做家事的途中又發現其他的待辦事項，立刻補寫
❹完成後就把該待辦事項劃掉
❺一天結束如果還有剩下的事情沒做完，就寫入隔天的待辦清單中

第2章 想解決家事及生活上的煩惱

049

Point 4
筆者從自身經驗整理出可以「事先」避免失誤的豐富小秘訣

發展障礙的種類

本書將聚焦介紹ADHD／ADD（注意力不足過動症）、ASD（自閉症類群障礙）及LD（學習障礙）等代表性的發展障礙應對策略。

即便對發展障礙的概念不甚了解，我想大家應該都曾聽過「ADHD」、「亞斯伯格症」等名稱。這也是近期不管是雜誌或電視節目上相當常見的討論議題。

不過發展障礙其實有許多不同的種類，「ADHD」、「亞斯伯格症」只是其中的一種而已。

也會有如ADAH及ASD、ASD及LD等發展障礙症狀同時出現的狀況。在這種情形下，也有醫生會做出多個發展障礙的診斷。

發展障礙的診斷非常困難，就算是專門的醫生也需要在多方的檢查下才能嚴謹地做出判斷。即便有發展障礙的傾向也無法明確的說是障礙，這更不是自己或是專家以外的人可以做出的判斷。

發展障礙目前仍在持續研究的階段，ADHD及ASD這樣的名稱在未來也有可能再做調整。因電影而為人所知的「亞斯伯格症」，目前也被歸類屬ASD中的其中一種類型。

下一頁將針對不同的障礙類型簡單描述其特徵。另外，下述整理了一般常見的狀況，但實際情形仍因人而異，這部分煩請理解。即便符合下列特徵，也不代表一定有此障礙；同時，也可能存在診斷出此障礙但並沒有相關特徵的情況。

ADHD/ADD
（注意力不足過動症）

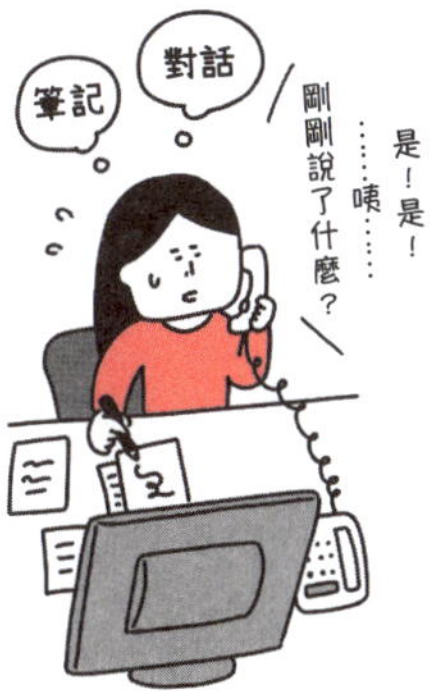
筆記
對話
是！是！
……咦……
剛剛說了什麼？

特徵

因注意力不足容易分心，會有想到什麼就做什麼的衝動行為。無法積極的開始做該做的事，拖延的傾向也是其一特徵。另外 ADD 並無過動的狀況，其他特徵與 ADHD 相同。

特性

・在尚未完成報告、聯絡、討論等流程就因衝動開始作業
・文件中常出現錯字、漏字或數字有誤等粗心錯誤
・不擅長邊講電話邊筆記等多工作業
・容易出現因衝動發言而失言的狀況
・易拖延家事、整理、倒垃圾等作業，導致屋裡很快就亂成一團
・不擅管理金錢，會出現衝動購物、買錯、買到一樣的東西等亂花錢的狀況
・不擅長同時使用多個料理工具烹煮數道料理

ASD
（自閉症類群障礙）

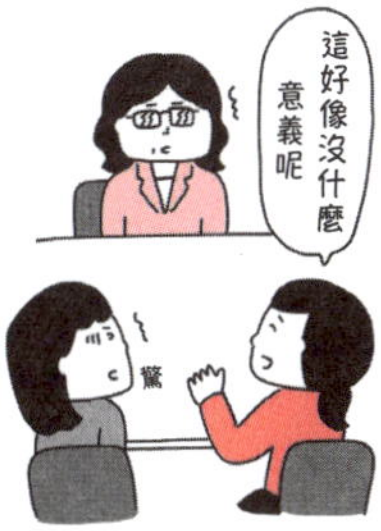
這好像沒什麼意義呢
驚

特徵

ASD 是自閉症、高功能自閉症及亞斯伯格症候群的統稱。與 PDD（廣泛性發展障礙）的意思差不多。

特性

・不擅長配合工作對象彈性調整工作方式
・會對不合理或無法認同的事情據以力爭，在人際關係上常發生衝突
・無法理解對方為什麼做不到，在工作上無法成為指導者
・無法掌握報連相（報告、聯絡、討論）的節奏
・不自覺使用負面詞彙
・不會看看場面說話，使氣氛變得尷尬

LD
（學習障礙）

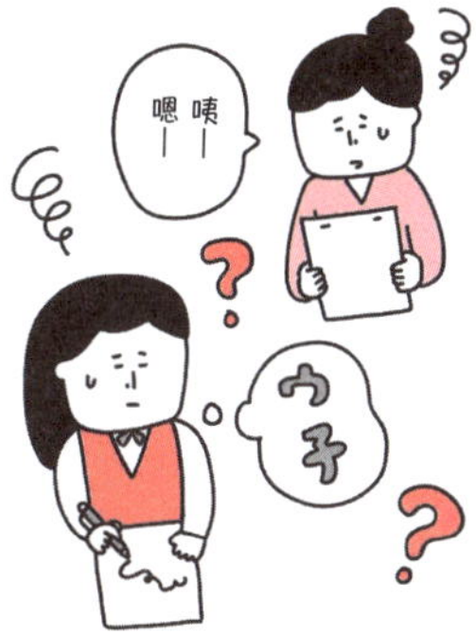
嗯 咦

特徵

對特定事情極度不擅長，但其他部分整體來說沒有太大問題的一種障礙類型。不擅長的事情因人而異。無法閱讀或無法書寫的原因及程度也各有不同，但這種「無法閱讀」、「無法書寫」的障礙被視為同一種障礙類型。

特性

・不擅長計算和比較每公克價格差等數值
・會反覆閱讀同一段落，閱讀手冊或文件時需花費較長時間理解
・不擅長將文字轉換成圖表，或不擅長用文字解釋圖表內容
・無法理解如契約書等較複雜的文章內容，因此也不會發現對自己不利的資訊
・不擅長快速計算並準備剛好金額的零錢以避免找零
・不擅長掌握如晚餐材料費等必要日常開銷

第 1 章

想找到適合自己的工作

工作改變，人生也會跟著改變

對於好惡表現分明的發展障礙者來說，工作合適與否非常重要。如果工作內容與其特質不合，不管付出幾倍的努力也可能徒勞無功。工作幾乎占掉我們生活大半的時間，也因此工作的狀態也會大大影響到我們對於人生幸福的感受評價。

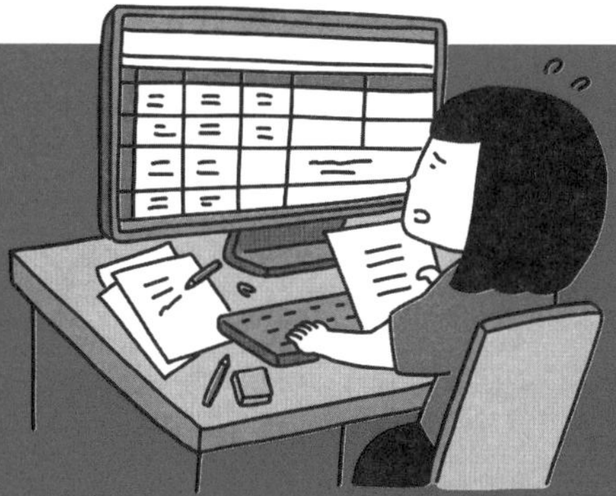

不知道自己適合什麼樣的工作

對策

- 將工作內容拆解，找出自己擅長的部分
- 善用指引手冊
- 試著接受職業適性診斷、性格測驗
- 嘗試接案或短期工作

了解自己的特質非常重要。如此一來，才能了解要如何在實際工作上善用這項特質。相反的，也能找出受特質影響而無法順利執行的環節。

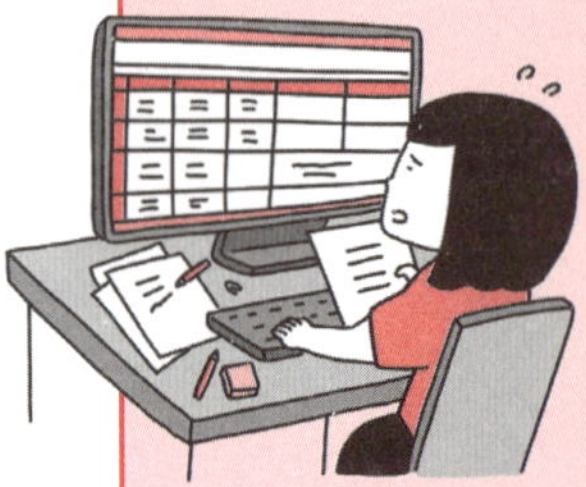

事例　我的優勢到底是什麼呢？

雖然好不容易找到工作，卻因失誤連連，總是被責罵。明明有很多必須要完成的業務，卻完全無法專心。對其他人來說很容易的工作，我不僅要花好幾倍的時間才能完成，即便完成了也還是會出現缺失。難道我不適合這份工作嗎？

有發展障礙的人中，有些人可看出自己擅長及不擅長的作業是什麼，但我擅長的事物到底是什麼？

原因　無法掌握自我特質

擅長的事物因人而異。雖然常聽說ADHD者不擅長行政工作而適合業務性質工作，但實際上也有不擅長業務的ADHD者，以及擅長行政的ADHD者。

同樣地，雖然普遍認為ASD者因溝通困難應避免服務業，但並非所有ASD者都不適合接觸人群。

也就是說，發展障礙的特質有個別差異，**每個人都擁有獨特的特性組合**。

解決方法　將工作內容拆解，找出自己擅長的部分

如果還不太清楚自己擅長的事情是什麼，可以試著參考左頁上圖的說明，**試著將自己的工作內容分門別類並進行分析**，這樣會更容易

發現自己擅長那一類型的工作。

像這樣盡可能的拆解工作內容，會發現即便自己不擅長輸入數據資料，但卻發現「主動向人搭話收集資訊這件事不困難」、「雖然在整理資料時數字的部分常出錯，但在文字內容上的失誤卻少很多」、「意外的享受整理資料讓其更易閱讀這樣的作業」等新特質。

若想進一步分析工作內容，可以參考第21頁的方法，分解工作內容，這樣會更容易理解。工作內容可以具體的被分解成哪幾個步驟，再來這些步驟又包含哪些種類的作業，最後具體來說到底要執行什麼樣的事項，將這樣的內容一步步的寫下來。你會發現即使是單一個工作，其中也包含了各式各樣的操作細節。藉由這樣的方式，可以更容易理解在工作上自己擅長及不擅長的地方。

將工作內容拆解，找出自己擅長的部分

例：數據的輸入作業

- **收集數據**
- **整理收集的數據**
- **輸入數據（數字）**
- **輸入數據（文字）**
- **整理輸入後的數據資料**

善用指引手冊

指引手冊就像是給發展障礙者或疾病患者的自我使用說明書，利用指引手冊可以進一步分析自己的發展障礙特質。該手冊以工作表形式呈現，設有系統性問題協助使用者整理個人特質與所需協助事項。

了解自己的特質後，不僅更容易找到適合自己的工作，也能優化面試的自我介紹內容。

在網路上可以找相當豐富、免費且公開的指引手冊，有興趣的人可以試著用「指引手冊」為關鍵字進行搜尋。我個人推薦由日本的獨立行政法人高齡障礙求職者僱用支援機構發行之「指引手冊之做法（ナビゲーションブックの作り方）」。這份資料以PDF的形式在網路上公開提供下載。

需要注意的是，這類指引手冊是為了以身心障礙者身份就職的人為前提所設計，因此部分的問題並不適合想要以一般就職為目標的人，但在自我分析的部分依然具有參考價值，非常推薦給有發展障礙的朋友們。

試著接受職業適性診斷、性格測驗

也可以參考**診斷測驗**的結果進行分析。有各種類型的診斷測驗，比較著名的有「mgram診斷」、「16Personalities性格診斷（由MBTI衍生出來的性格檢測分析）」等。

代表性的診斷測驗

mgram診斷
https://mgram.me/zh

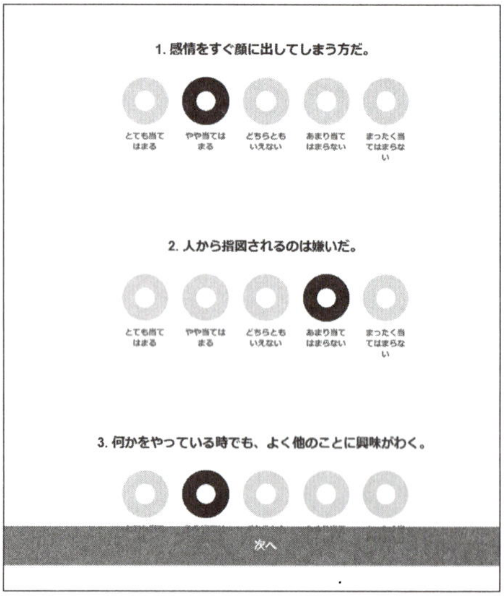

- 由mgram公司設計的性格診斷測驗
- 在回答105個問題後，會得到在自己性格中較具特徵的8個要素。可透過測驗了解「構成自己的8大性格」
- 從2017年4月發布後已在世界各地累積了超過800萬的使用人次
- 會以電子郵件寄送回答內容的分析結果
- 診斷結果也很適合用圖片或截圖呈現，便於分享在社群媒體或是通訊軟體上

16 Personalities性格診斷
https://www.16personalities.com/tw

- 無需註冊，免付費便可簡單接受測驗
- 回答12個問題就可進行性格診斷
- 透過診斷可得知自己的性格類型，可作為在職場與人相處、處理資訊及下決定時的參考
- 已被翻譯為38種語言，目前已累積了2億7000萬人的使用人次

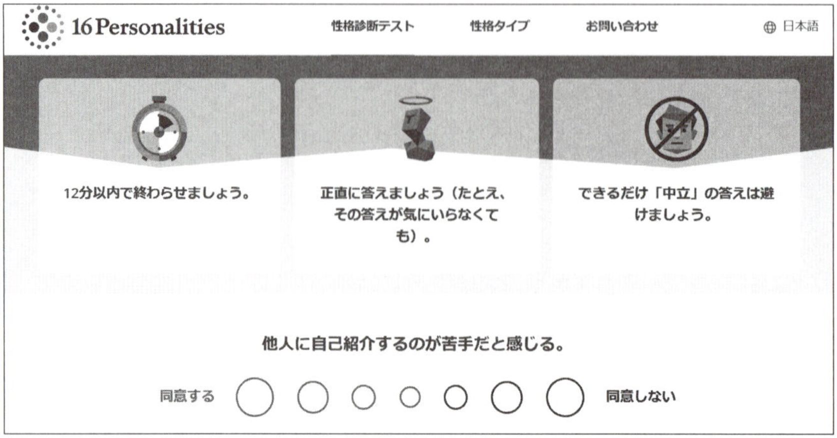

工作分解分析的思考方式

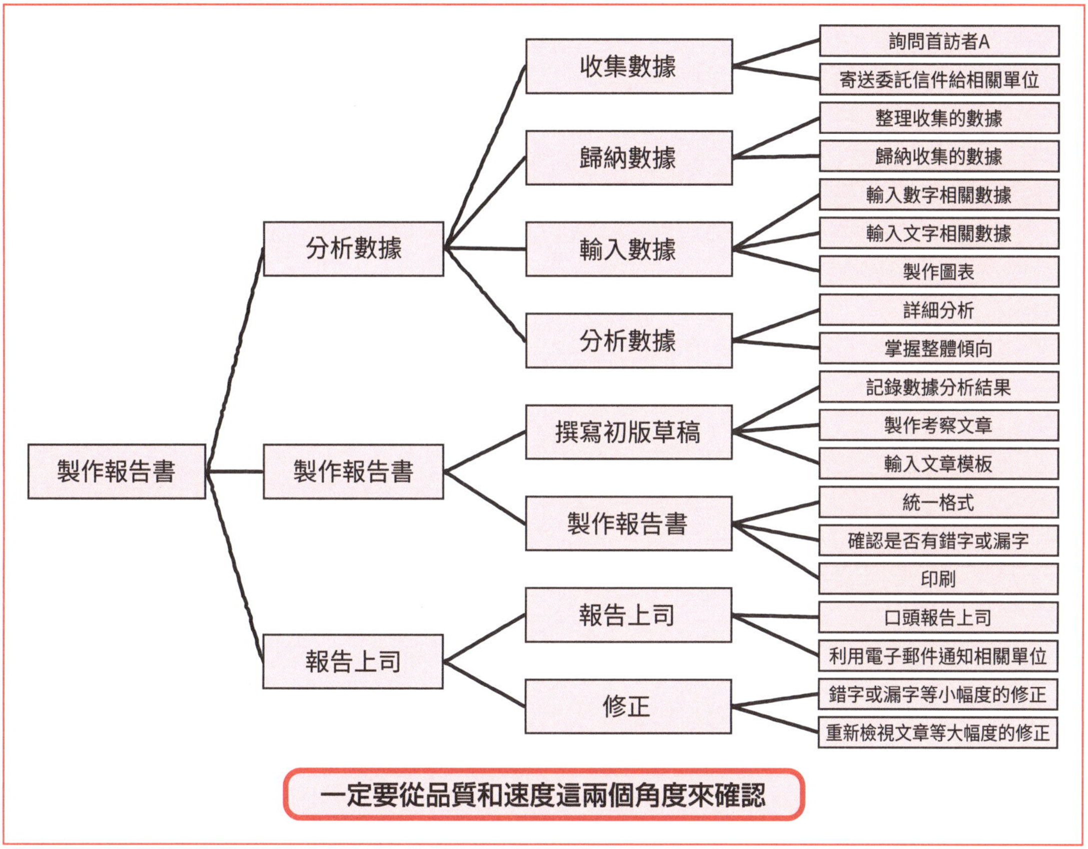
製作報告書
分析數據
收集數據
詢問首訪者A
寄送委託信件給相關單位
歸納數據
整理收集的數據
歸納收集的數據
輸入數據
輸入數字相關數據
輸入文字相關數據
製作圖表
分析數據
詳細分析
掌握整體傾向
製作報告書
撰寫初版草稿
記錄數據分析結果
製作考察文章
輸入文章模板
製作報告書
統一格式
確認是否有錯字或漏字
印刷
報告上司
報告上司
口頭報告上司
利用電子郵件通知相關單位
修正
錯字或漏字等小幅度的修正
重新檢視文章等大幅度的修正
一定要從品質和速度這兩個角度來確認

不管是哪一種都可以免費在網路上進行檢測。

但診斷結果畢竟只是「傾向」，並不能完全代表實際狀況。不用過度受到診斷結果的影響，可以單純的作為拓展視野的參考。

嘗試接案或短期工作

工作是否合適，有很大部分是實際做了才會知道的，所以不如**多嘗試各種不同的工作**也是一種方法。

透過單次的打工或短期派遣等「嘗試」的方式，或許能找到自己擅長的工作內容，以及適合自己的工作方式。

不知道該如何挑選公司

對策

- 首先進行自我分析
- 將公司的選擇「視覺化」

事例　什麼才是正確答案呢？

做完自我特質分析後開始選擇公司，在與轉職諮詢專員討論後，找出幾間比較有興趣的公司。面試的感覺也不錯，有3家公司進入到最終面試階段！

雖然很開心，但如果職缺已全部內定的話也進不去吧？果然還是去薪水比較好的A公司好？但是B公司比較不需要加班是不是會比較好呢？還是應該去對發展障礙者有較完善考量的C公司呢？

原因　不擅長排定優先順序

哪一家公司才是最好的選擇，答案因人而異。薪水、福利制度、工作地點、工作與生活的平衡、人際關係、合適與否等等，要找到符合自己所有要求的公司相當不容易。

正因如此，在選擇適合自己的工作及職場的時候，依據自己的價值觀排定優先順序，是相當重要的作業。

但發展障礙的其中一個特質便是**不擅長排定優先順序**，因此有許多人在選擇公司時會感到困擾。

有不少人即便找到與自己特性相符的工作，也可能因體力上無法負荷而無法堅持到最後。反之，選擇一個雖沒有那麼符合自己的特質，但卻能維持工作及生活的平衡，並保有私人時間充實自己，這樣對工作才不會有太多的不滿，反而能做得長久。

在找工作的階段，要盡可能地釐清自己想要的是什麼，這樣的態度非常重要。

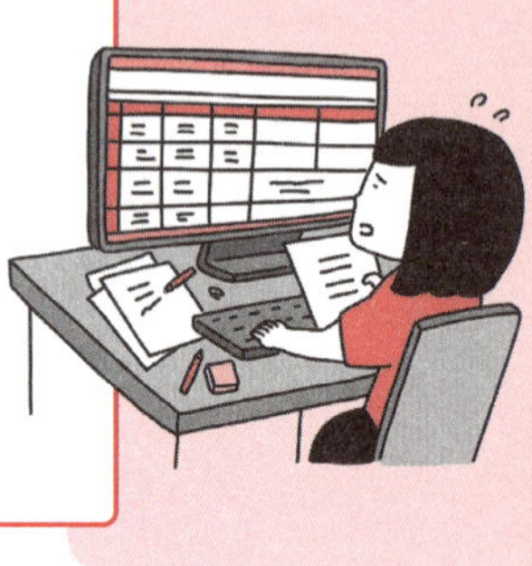

解決方法

首先進行自我分析

首先，利用上一章節所介紹的指引手冊及工作分解分析等方式，**全面地進行自我分析**。如果不了解自己的特質，即便當下認為「這間公司很適合我！」實際進公司後才發現「其實不太適合自己啊！」的窘境。因此，請在確實地進行自我分析後，再進入選擇公司的步驟。

將公司的選擇「視覺化」

在選擇工作時，放寬眼界是相當重要的觀念。如果沒有多做比較而是抱持著「就去最先決定的公司就好」、「到薪水比較好的公司工作好了」這樣的心態，就可能導致進公司後才發現「其實不太適合自己啊！」這樣的狀況。

在選擇公司時，不是單純的在

日本代表性的轉職網站

●openwork
https://www.vorkers.com/

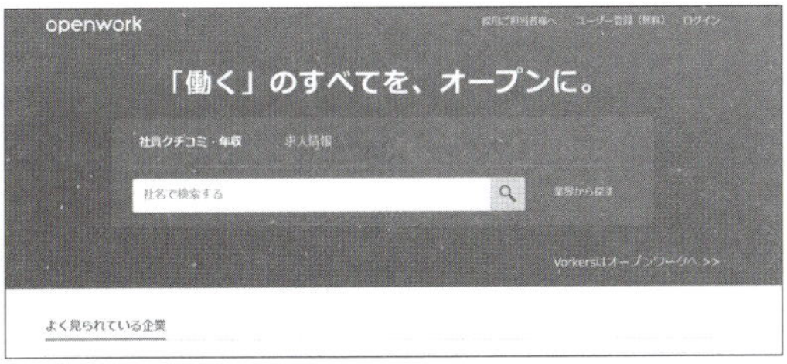

提供公司員工或是前員工個人的評價及薪資等詳細資訊

●Career Connection
https://careerconnection.jp/

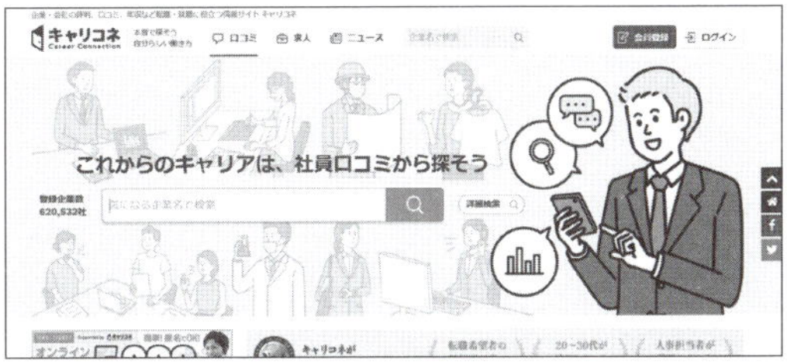

登錄了約62萬間的企業資訊。可了解工作滿意度或待遇相關等工作環境資訊

●轉職會議
https://jobtalk.jp/

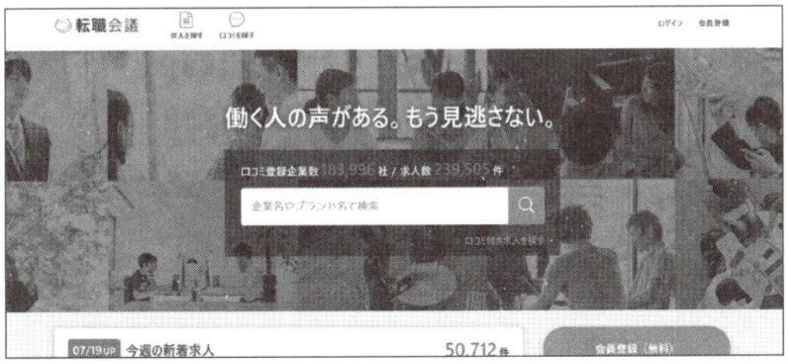

提供300萬則以上的評論。有相當豐富的判斷參考

●Indeed
https://tw.indeed.com/

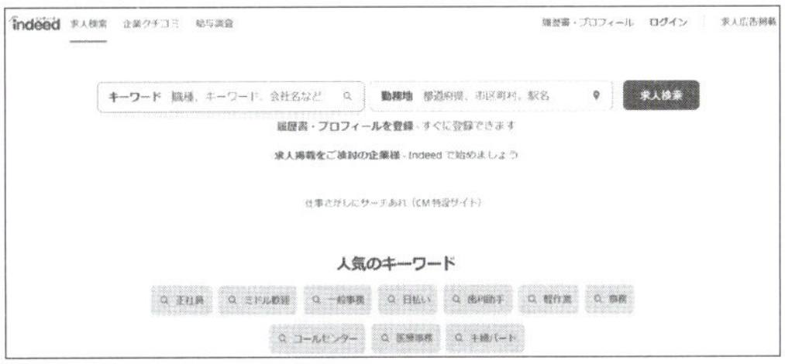

可搜尋到以工作地點爲搜尋標的，相當詳細的評論資訊

腦中進行比較，試著利用紙筆或是Excel表單寫下來，透過**「視覺化」進行比較**相當重要。

可以試著參考左頁的「公司比較表範例」，進行「視覺化」的分析比較。

「公司比較表」記錄方法如下：

①設定勞動條件的重要度

選擇工作的重要指標為何？薪水、休假、人際關係？雖然說每一項都很重要，但是每個人看重的部分還是有所不同。

工作不是一種目的，而是為了能實現維持幸福生活的方法。單純的比較勞動條件，進入條件較好的公司，但這時如果公司的理念與自己的價值觀差異過大，也不會感到幸福。

因此，就有必要好好確認對自己來說，重要的求職條件有哪些。

在「公司比較表」STEP1的A欄寫上挑選公司的標準及項目，之後在B欄重要度的欄位填入對自己來說重要比重。而重要度可以依照：「相當重要」3分、「重要」2分、「有的話不錯」1分來給分。

左頁的分數僅為範例，請根據自身需求修改或追加項目。

②進行公司間評比

在C欄位填入想要比較之公司名稱，針對各個基準值以5分為滿分，依下標準進行評分：「非常好」5分、「不錯」4分、「普通」3分、「不太好」2分、「不好」1分。就像在轉職網站做的評比一樣填入自己的分數。

對於還不太清楚的項目，請先依照印象給分，待面試獲得更多資訊後再更新數值。如果還在猶豫是不是要從目前的公司離職，也建議把現職公司一並列入比較表中。

③比較各公司分數

B重要度×D評價＝E欄的最終重要度，計算後記錄結果。並將E欄的數值加總，記錄在最下面的合計欄位中。如此一來便可以看到各家公司的分數，也更好判斷哪一間公司最符合自己的需求。

另外需要特別注意的是，在選擇公司時，工作與自己的特質是否契合也相當重要。這時可參考上一章節提到的指引手冊，同時參考轉職網站中的資訊後再篩選目標公司。如果同時收到數間公司錄取，建議利用公司比較表協助選擇最適合自己的企業。

公司比較表範例

記錄日期：2021年9月1日

❶ 選擇適合自己的職場！ ❷ 職場比較表！

[A欄] 基準		[B欄] 重要度	[C欄] 公司名稱/職場名稱							
			①公司		②公司		③公司		④公司	
項目	評價		[D欄] 評價	[E欄] 最終重要度 [B×D]	[D欄] 評價	[E欄] 最終重要度 [B×D]	[D欄] 評價	[E欄] 最終重要度 [B×D]	[D欄] 評價	[E欄] 最終重要度 [B×D]
工作與生活的平衡	可確保有做家事、育兒及保有自我興趣的私人時間	3	5	15	2	6	4	12	5	15
雇用穩定度	不會有突然解僱或是收入不穩的狀況	2	2	4	5	10	3	6	5	10
通勤時間、通勤方法	通勤時間短、轉乘少、電車或路況不會過於混亂	1	4	4	1	1	5	5	2	2
自由	工作步調、進行方式、休息時機、服裝限制等是否符合自己對自由的認定	3	2	6	5	15	3	9	1	3
成就	是否能藉由工作得到成就感	3	2	6	5	15	2	6	2	6
公平性	工作的評價方式是否公平	3	3	9	4	12	4	12	1	3
工作多樣性	工作是否多元不容易膩	2	1	2	5	10	3	6	1	2
適性	工作內容與自己的喜好是否吻合	2	2	4	5	10	3	6	2	4
人際關係	職場中是否有自己可信賴的人、員工間的氣氛會不會過於緊張	2	5	10	3	6	5	10	5	10
貢獻	是否能感受到對他人或社會有所貢獻	1	5	5	2	2	4	4	4	4
關照	對於自己的特性是否能多加體諒	2	3	6	1	2	5	10	5	10

❸

	①公司	②公司	③公司	④公司
最終重要度總分	71	89	86	69

❶ 設定勞動條件的重要度

❷ 進行公司間評比

❸ 比較各公司分數

出處：本表參考《科學的適職分析（暫譯）》鈴木祐著（《科学的な適職》，CROSSMEDIA PUBLISHING）製作而成

雖想以身心障礙身份求職 卻相當煩惱

對策

- 了解以身心障礙者身份及以一般身份就職的優缺點
- 找到可信任的討論對象
- 確實傳達需要提供的協助事項

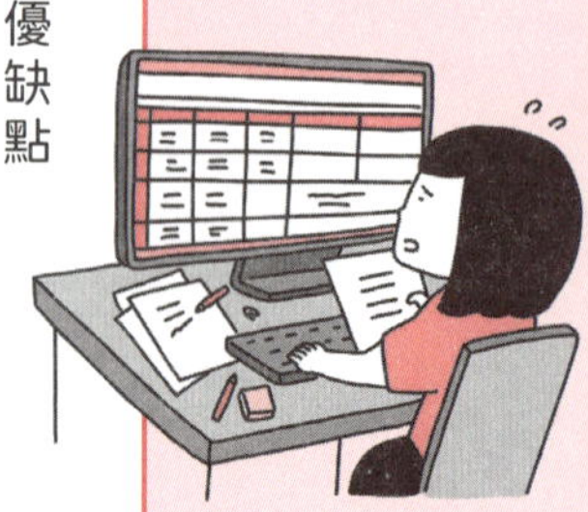

事例

雖想以身心障礙者的身份求職，但還是有所顧慮

做了許多不同類型的工作，但是不管哪一種都做不好。也因為工作表現不佳，與公司同事的關係也相當疏離，非常痛苦。更沒有自信像其他人一樣繼續工作。

如果能以身心障礙者的身份就職，也許可以獲得更多的照顧，但是實際上以這樣的身份工作也不知道會發生什麼事情。

大家真的能理解像發展障礙這種「眼睛看不見的障礙」嗎？以身心障礙者的身份受僱對薪水會有影響嗎？公司能提供怎樣的支援呢？有許多無法確定的地方，令人相當焦慮。

原因

不清楚自己需要哪種程度的支援

在成年後才被診斷出有發展障礙的人當中，有不少人完全沒有尋求或使用相關支援或福利。

針對有發展障礙的人，不管是政府或民間團體皆有提供相當多的支援制度。其中**也有許多人因無法判斷自己需要哪些支援，而遲遲無法提出申請**。

而發展障礙特質的個人差異極大，且生存困境深受環境影響。不知該如何尋求協助而深感困擾情形相當常見。

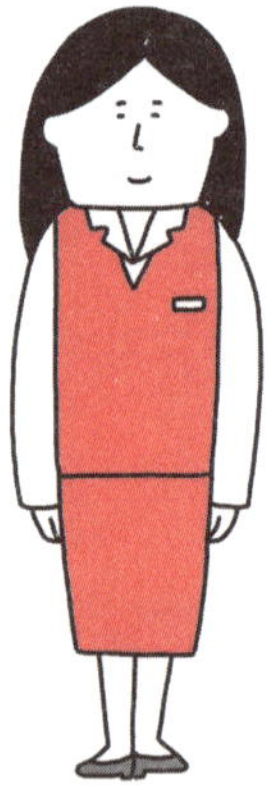

解決方法 了解以身心障礙者身份就職及以一般身份就職的優缺點

向公司坦承自己有身心障礙，這就是所謂的以身心障礙身份就職。如不告知自己有身心障礙的狀況，就是所謂的一般身份就職。

在發展障礙這類外觀無法辨識的障礙情況下，就有**必要在就職的階段決定要以身心障礙者身份就職，或是要像其他人一樣以一般身份遞出申請**。

即使持有身心障礙手冊，也不代表必須使用身心障礙者的身份求職，如果是以一般身份就職，基本上就是將適用與一般雇用完全相同的勞動條件，並「無法期待公司會因身心障礙的身份提供特殊的照顧或待遇」。

相對地，若以身心障礙者的身份就職，雖然較容易請求合理調

以身心障礙者身份就職及以一般身份就職的優缺點

	身心障礙者身份就職	一般身份就職
優點	●可應徵身心障礙者相關職缺 ●無需擔心「如果被知道有障礙的話該怎麼辦」 ●容易讓雇主理解自身弱項與限制 ●在就職前可利用就職準備支援，就職後也會有工作指導員等人員提供工作上的協助 ●面試時可要求協助人員陪同前往	●一般身份不管是職缺或是工作地點都有較多元的選擇 ●至少會有面試的機會 ●工作內容較不受限 ●（與身心障礙者職缺相比）薪水普通或偏高
缺點	●（與一般身份職缺相比）職缺較少 ●在職場上會被貼上「身障者」標籤 ●有時工作內容會受到限制（行政工作、簡易作業、清潔等） ●可能存在薪資較低或僅有兼職職缺的情況	●因害怕「身心障礙者的身份在職場上被人發現」而感到焦慮不安，造成心理上的壓力 ●疲倦的時候也很難說出「我想要休息一下」的要求 ●難以拒絕超出自身能力的工作 ●需自行解決職場困擾（很難在職場上找到一個可以提供協助的輔助人員）

整，但往往會面臨薪資較低或難以成為正式員工的情況。

找到可信任的討論對象

如果是第一次想要以身心障礙者的身份求職，比起一個人採取行動，建議與轉職諮詢專員或Hello Work（日本公共職業安定所）負責人等，**熟悉相關領域的人先行討論比較好**。

討論的內容除了關於以身心障礙者身份受僱的細節外，另如身心障礙年金、離職後的雇用保險*等資訊皆可以得到不少建議，讓自己在求職的路上更有信心。

另外，在開始進行求職活動的時候，也可以針對繳交文件的書寫方式、面試技巧等部分尋求協助，一個人準備起來有困難的事情，皆可獲得充足的支援協助。

因此在求職時最重要的就是找到一個**可以信賴的討論對象**。

找一位可以不用隱藏自己特質及煩惱的人，與他討論自己求職上的大小事吧。

關於求職不管是政府或是民間單位都有不少提供免費諮詢的地方，請大家善加利用。

確實傳達需要提供的協助事項

以身心障礙者身份受僱，**最大的優勢是自己的障礙特質可以受到包容及理解。也因此在面試階段，請先將自己不擅長的工作內容或方式告知公司單位吧**。

「因為視覺敏感所以想戴墨鏡工作」、「不擅長做筆記，但如果是有提供使用手冊的工作就沒有問題」等，必須明確的告知自己做得到及做不到的事情。

因此，可以試著做出一本屬於自己的「指引手冊」，好好把自己的特質整理一遍。

Column

就業轉銜支援事業

就業轉銜支援事業指的是在日本提供給想要到一般企業（包含雇用身障者的單位）求職的身心障礙者相關支援服務的社福單位。在這裡提供職業訓練、求職支援、就職後輔導等相關綜合性的諮詢服務。

只要滿足目前無正式工作、年齡落在18～65歲的條件，即便沒有身心障礙手冊也有機會利用相關服務。使用費用（自付額）因人而異，有興趣的朋友可以直接詢問負責單位。

職業訓練的內容及氛圍每個單位都有所不同，建議可以到不同的支援事業單位參觀之後再做決定。有些支援事業單位會有自己特別的課程，例如專注在編寫程式、溝通或發展障礙者專用等個別特色。

*譯註：日本的雇用保險指的是在失業時可獲得的補助。類似台灣求職保險中失業補助的一部分。

日本的公家支援機關、民間支援機關、可利用制度

日本公共職業安定所（Hello Work）之專門協助部門（身心障礙者窗口）

〈提供的服務〉**與身心障礙者職業中心合作更安心**

- 工作諮詢、媒合：可詢問特定公司是否曾有雇用身心障礙者的經驗
- 提供應徵文件內容書寫上的建議：針對身心障礙的職缺，書寫內容上要稍作調整
- 面試上的建議（練習）：詢問為何想投遞身心障礙者專屬職缺等
- 陪同面試：可派職員協同參與面試
- 就職之後的跟進追蹤（穩定就業支援）：針對在職場上是否適應等狀況提供諮詢及建議

障礙者職業、生活支援中心

提供希望求職或是在職中遇到困難的人，工作及生活上整體的支援服務

〈工作方面的支援服務〉

- 協助求職準備：減少犯錯的訓練、「報連相（報告、聯絡、討論）」的練習等
- 支援求職活動：協同面試或模擬面試等
- 決定職場的支援服務：專門的顧問提供建議
- 協助與職場協商：可針對個別特性的狀況協助與職場單位進行協商

〈生活方面的支援服務〉

- 提供生活習慣的養成、健康管理、金錢管理等日常生活上的支援服務
- 支援居住、年金、休閒活動等社區生活與生活規劃相關事項

民間身障雇用者支援服務

- **en-courage**（發展障礙者求職支援服務）
  https://en-c.jp/
- **clover-navy**（身心障礙者專用求職網站）
  https://www.clover-navi.com/
- **atGP**（提供身心障礙者轉職及求職支援服務。提供與一般轉職服務務相同之職涯建議諮詢服務）
  https://www.atgp.jp/

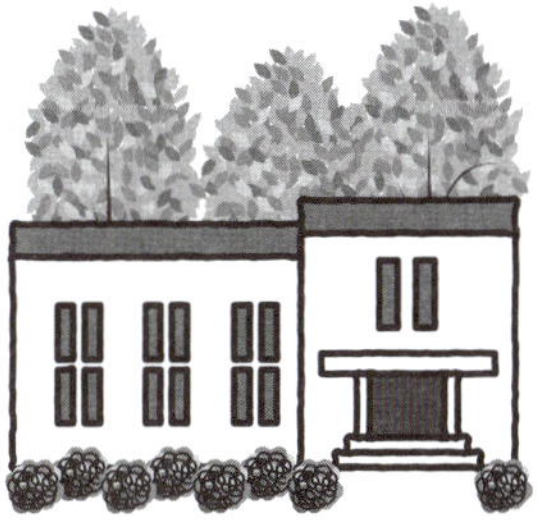

不小心過於勉強自己導致工作無法持續

對策

○盡可能展現真實的自己

○在職場上找出向人尋求協助的好方法

事例

好不容易找到了工作……

好不容易決定了工作地點。下定決心要好好努力，也有所回報，在工作上得到相當不錯的評價。不僅被賦予重任，深受身邊的人的信賴。工作跟自己的特質也相當吻合，人際關係也還不錯。

但是，最近感覺非常辛苦。每天用盡全力的工作，但是怎麼做都做不完，老實說已經沒有餘力做其他的事情，但是只要其他人拜託工作上的事我又不會拒絕，一不小心就接下來了。

因為不想要辜負大家的期待只好拼命努力，但能做的工作量還是有極限。

即便找到好工作最終還是只能辭職，難道我有辭職的壞習慣嗎？

原因

過度迎合周圍的人事物

「**過度迎合**」指的是勉強自己配合周圍的人事物。例如壓抑自己的情感而配合對方的意見、過度察看人臉色而完全以他人的需求為意見、不考量自己能否負擔接下大量超過負荷的工作等，為了想要回應周遭的人的期待而累積過多壓力，結果導致身體或心理出現問題等失調狀況。

過度迎合的狀況特別容易在剛進入新職場時，抱著要「好好努力」衝勁，或在從事自己擅長工作時，因工作亢奮狀態不自覺承接過多任務的狀態下產生。

在多次辭職的人當中，有些情況是由過度迎合所導致。這並非因為有容易辭職的壞習慣，而是過度努力的結果，請不要責怪自己。

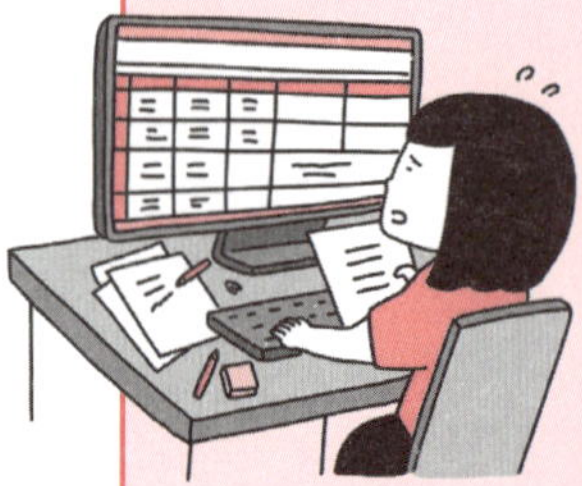

解決方法

盡可能展現真實的自己

如果大家適應因為過度迎合狀態，自己建立起的角色形象，之後在展露自己真實的個性時，不管是好是壞，都可能因無法達到對方的期待而使其感到失望。

即便對自己而言是理所當然的事情，但從其他人的角度來看，也有可能會「沒想到你竟然○○呢」這樣的想法，並且對事實感到相當衝擊。

為了避免這種情況，**關鍵在於早期階段逐步進行自我揭露，讓大家認識真正的自己**，這是可避免過度迎合他人的訣竅之一。

過度迎合他人的人，多會將注意力放在「工作」及「人際關係」上。要拼命記住工作上的事情、要記住其他人的名字、必須保持笑容處理事情，會經常性配合外部的狀況採取行動。

那我們試著將這種意識轉向內在思考看看，也就是試著「展現自我」。利用自我介紹或是對話間的空檔，適度地表達自己的想法。

即使只是簡單補充一句「因為我有點健忘，如果有疏忽的地方請別介意直接跟我說喔」，也能改變他人對你的印象。

只憑工作上的互動交流，很難讓人了解個人特質，因此試著在過程中加一點自己的感想，也是讓他人能更了解你的一個不錯的方法。

例如「這個部分滿有挑戰性的呢」、「我有點容易忘記這個步驟。不知道有沒有什麼好方法可以幫助記憶呢？」像這樣試著用「好」、「我知道了」以外的對話來促進溝通看看。

如此表達出自己真實的想法，也可以避免出現過度執著在工作或是人際關係互動的狀況。在身處新環境時難免會過度勉強自己努力，要做到「不勉強」雖有難度，但透過試著轉移自己的注意力，便能緩解「因過度投入工作而超負荷」這種過度迎合的煩惱。

避免過度迎合他人

- **利用自我介紹或對話的空檔分享真實的自己**
- **試著加上自己的想法**
- **不要太執著在工作及人際關係上的事情**
- **偶爾還是要尋求他人協助**

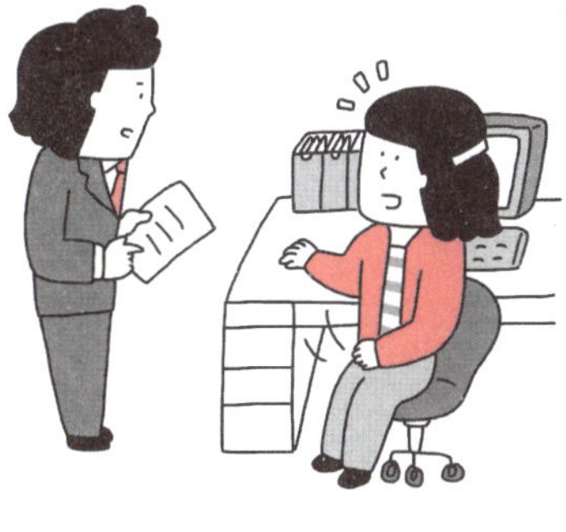

改善工作狀況的檢核表

□ **本來就是應該要做的工作嗎？**

（例）一直以來慣用紙本保存的文件，現在都使用電子檔案的形式留存，紙本留底的習慣是否有其必要呢？依現狀來看，根本沒有人在查閱紙本的留底文件了。

□ **可以減少更新的頻率嗎？**

（例）這份數據雖然每天都在更新，但卻不是每天都需要確認，是否能改成一週更新一次就好。

□ **是否有一部分可以交由他人自行處理呢？**

（例）在最後發送文件的部分，是否可以改為由大家各自來領取。

□ **是否有更輕鬆的替代方案呢？**

（例）比起印出來傳閱，是否透過電子郵件發送更為便利。

□ **有沒有可以簡化的流程呢？**

（例）經過數次的確認，這個部分的確認流程是否可以省略。

□ **是否可以製作手冊讓大家各自處理呢？**

（例）目前為止是先統整後再一次輸入，是否有辦法讓大家自行輸入系統中。

□ **可否透過IT技術解決呢？**

（例）「電子郵件 一覽表 Excel」等，搜尋讓自己感到困擾的工作內容，看是否能透過IT找到相對應的解決方法。

在職場上找出向人尋求協助的好方法

習慣過度迎合他人困擾的人，通常都會有無法向人求助這樣的共通點。

如果心裡有「這樣好像把工作丟給其他人非常不好意思」、「這點工作大家都自己做，只有我不做好像有點說不過去」、「除了我之外不知道還有誰可以做這件事」等這樣想法的人，可能要特別注意。

因為有這樣的想法，所以當事情太多時，會採取「再更努力一點」這種想要靠自己一個人解決的方法。因此在不自覺的狀況下，一個人獨自承受所有的壓力，很容易出現超出負荷的情形。

容易過度迎合的人通常都很優秀，只要努力一下就能做到，因此更需要注意。

如果你發現自己即使再怎麼努力也無法在上班時間內完成工作，

忙到連短暫休息都沒有，日復一日一日過著緊繃的生活、心情無法放鬆的狀況，這些都是過度迎合的徵兆。這時，第一步請先**試著找周圍的人求助**。不只是上司、同事，也可以詢問熟悉IT技術的人，看是否有可以提升工作效率的方式，都是可行的方法。

如果是以身心障礙人士的身份受僱接受穩定就業支援的人，也可以詢求職涯諮詢師的協助。

若遇到很大的困難，也可以單純的表達「因為做不到，所以想看有什麼其他的方法」這樣的求救訊號也沒關係。但如果可以的話，最好先準備好替代方案再向周圍的人諮詢，這樣會給人更好的印象。

這時候要特別注意，提出的替代方案必須不會明顯造成對方的負擔及不便才行。

右頁介紹的「改善工作狀況的檢核表」可供作參考，用於檢視當前的工作能否提升效率或尋找替代方案。

另外，如果可以清楚說明是哪一個環節遇到困難的話，對於討論的對象來說也會更容易回答一些。

需釐清問題類型：

是單純因為工作量過大超過負荷，還是因為剛好接到不擅長的工作業務，又或只在特定期間內的工作超出自己能處理的範圍等狀況，先確認好自己是「何時」、「哪個環節」出現瓶頸至關重要。

透過了解自己工作內容的全貌後，更容易思考替代方案及找出自己遇到瓶頸地方。因此希望大家能先參考第21頁的圖表，試著將自己的工作內容進行分解分析。

減輕工作量可能會產生些罪惡感，但這也是「工作方法改革」的一部分。只要能在合理的範圍內找到更有效率的做法，就應該積極的提出建言。但如果已經沒有餘裕可以想這麼多的人，還是直接與上司或是職涯諮詢師討論吧。

向人尋求協助的好方法

● 首先諮詢身邊的人

與上司、同事、業務等似乎能有效率並熟悉IT技術的人討論看看

● 準備替代方案後再找人討論

準備避免造成對方負擔或是不便的替代方案

● 與職涯諮詢師討論

如果有接受身障者雇用穩定就業支援的人可以與職涯諮詢師討論

● 要有意識的整理出「何時」、「哪個環節」遇到困難

為了提供諮詢的對象更容易理解，先具體的整體出感到困擾的事項

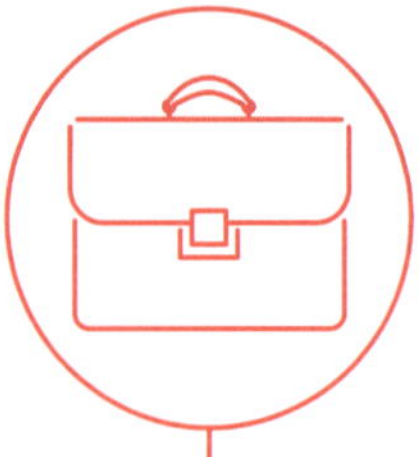

無法做好報連相（報告、聯絡、討論）

對策
- 了解報告、聯絡、討論的差異
- 不要懼怕上司的反應

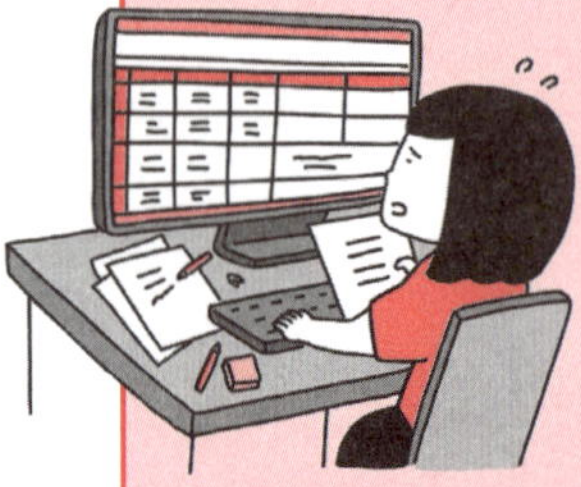

事例　不管做或不做都會被罵

被上司提醒要注意一下「報連相」，但到底要在什麼時間點、說什麼才正確呢？在前一個部門因為任何工作的細節都向上報告，被嫌煩而受到責罵，現在的部門改為把事情統整後才報告，卻又被責備「為什麼沒有早點跟我報告」。

另外，如果報告的內容太過詳細，就會被要求「請簡短摘要一下」，如果直接報告結論，又會被責備「資訊不夠無法理解」。不同的人偏好的方式完全不同，標準也相當模糊，完全不知道該怎麼辦！報連相最討厭了！

原因　要求的溝通門檻過高

報告、聯絡、討論。在日本商業環境中尤其重要的「報連相」是一種「根據必要場合與內容選擇對象，在適當時機精準傳達」的技術，對於有發展障礙的人來說，這是一件必須結合許多高難度技巧的表達方式。

有ASD的人，由於理解模糊表達的能力較弱，容易出現**無法掌握報告的內容到底是過多還是過少**的狀況。同時，也因為無法推測對方的立場及行動，所以常出現**無法準確判斷哪個人需要哪些必要的訊息**這樣的困境。

有ADHD的人，則容易受到衝動的影響，導致會出現在錯誤的時間點進行報告，或因為內容缺乏條理無法確實傳達等狀況。

面對「發展障礙與報連相無法共存」的現實，切勿把錯都怪到自己身上，更應靈活運用技巧克服這個困難才行。

解決方法 了解報告、聯絡、討論的差異

報連相無法用一句話概括說明，畢竟每一個動作所要求的事情完全不同。如果硬是要將所有的行為混在一起反而會無法看清楚全貌，即便被斥責「怎麼沒有確實做報連相呢！」也會搞不清楚到底是在哪一個環節出了差錯。

報連相分別可以用5W1H（何人、何事、何時、為何、何地、如何）一一解說。詳細請參考第36頁說明。

首先我們邊看表邊**找出在自己的工作中會需要進行報告、聯絡、討論的場合**。簡單來說，就是思考要向誰說什麼事情比較好，這樣有狀況發生時才較容易應對。

特別重要的是報告這個環節。藉由每日的報告跟進，可以讓後續在聯絡、討論時的對話以及說明變得更為容易。

此外，事先讓上司了解自身狀況，在突然需要協助時也更容易開口求援。關於傳達資訊的方法需注意：電子郵件有記錄的作用、口頭表達則有即時性的差異。如果想要留下記錄的話請使用郵件發送訊息較為妥當。

已完成報告等需立即傳達且內容單純的資訊則以口頭為佳。口頭說明時，建議預先將內容寫成備忘筆記。

若腦中思緒過度活躍導致想表達的內容不斷增加，可以事先準備好要講的內容，**照著準備好的內容自然地講解統整好的資訊，就不會有太大的問題了**。

不要懼怕上司的反應

因為有拖延的習慣，對於不擅長的工作內容會不自覺延後處理，導致錯失報連相的適切時機。因此可能會陷入「被上司責罵後，更加深對於不擅長事務的排斥感，再度出現拖延的狀況」的惡性循環中。

雖然不喜歡報告錯誤或是失誤這類的事情，但是請鼓起勇氣說出來吧。**越早報告越好，這樣被罵的機率會降低許多**。

報連相也具備告知上司「我在做這些工作喔」的功能。對於通常都自己處理工作，不善與人交際的人來說，至少還可以讓上司了解自己做了哪些事情留下記錄。**為了確保自己的產出，報連相是相當重要的作業**。如果還在煩惱「這點事情也需要報連相嗎？」請先試著做做看，如果被說「這件事不需要報告」的話，就可以知道下次不需要說明這件事情了。

報連相只要持續累積經驗就會越來越上手。因做得過多而被斥責與完全不做而受到責罵，兩者在上司未來判斷工作上的發展潛力時，會有完全不同的評價表現。

報告、聯絡、討論的重點

報告

何人 （報告對象）	・上司、向自己交代工作的人
何事 （傳達內容）	・工作進度狀況及工作完成報告
何時 （傳達時機）	・每日下班前報告進度。還有工作完成時也要立即報告 ・在對方較不忙碌時告知
為何 （傳達目的）	・共享目前的工作進度
何地 （傳達方法）	・工作進度報告使用電子郵件OK ・工作完成報告需口頭告知
如何（傳達方式及是否易於理解）	・電子郵件內容在3行以內，口頭說明在1分鐘內簡潔的敘述
範例	・辛苦了，請問現在方便嗎？ ・委託的○○目前已完成了。 ・若有任何狀況會再跟您報告。

重點

- 口頭報告的場合，請先詢問對方目前是否有空
- 在最後使用緩衝語句（緩和對話氣氛的禮貌性字句）讓對話更容易收尾

聯絡

何人 （報告對象）	• 上司、向自己交代工作的人、業務相關人員
何事 （傳達內容）	• 需要讓大家知道在業務中產生的追加資訊或變更事項
何時 （傳達時機）	• 當業務內容有追加資訊或變更事項時 • 在對方較不忙碌時告知
為何 （傳達目的）	• 通知可能影響其他相關業務負責人
何地 （傳達方法）	• 相關人員可以使用電子郵件通知 • 上司或委託人除了利用電子郵件通知外，需再另行以口頭告知
如何（傳達方式及是否易於理解）	• 電子郵件內容在5行以內，口頭說明在3分鐘內簡潔傳達必要的訊息
範例	• 辛苦了，請問現在方便嗎？ • 關於○○（工作內容）一事，負責人已由△山先生/小姐 更換為□川先生/小姐。 • 再請多多指教。

重點

- 只寫事實，避免模糊不清的敘述
- 避免使用如「負責人似乎要更換了」這樣的敘述

討論

何人 （報告對象）	・上司、向自己交代工作的人
何事 （傳達內容）	・需請示的事項；報告目前發生的錯誤、問題或判斷上遇到的困難
何時 （傳達時機）	・有不清楚的地方或發現錯誤、問題的時候 ・盡可能地早一點提出，即便對方正在忙也可先試著以「請問現在方便嗎？有事情想要與您請教／我這邊發現一些錯誤」這樣的方式起頭
為何 （傳達目的）	・避免因個人的判斷導致錯誤的發生
何地 （傳達方法）	・先用電子郵件告知事情經過及想要討論的重點後，後續再進行口頭說明
如何（傳達方式及是否易於理解）	・電子郵件內容在10行以內，口頭說明（包含討論時間）在15分鐘內完整傳遞
範例	・辛苦了，請問現在方便嗎？ ・關於○○一事，因為遇到了一些問題想要請教您的建議。 ・現在發生了□□的狀況，我建議採用△△的方式處理。 ・發生□□這樣的狀況是因為（說明發生這樣狀況的原因）。 ・想要用△△的方式處理是因為（陳述自己的意見及推測）。

重點

- 首先從結論開始說明
- 將個人意見或推測與事實分開陳述

第 2 章

想解決家事及生活上的煩惱

稍作調整就大有成效

日常生活上有許多會讓發達民感到困擾的事，只要能成功克服，便會帶來相當大的好處。舉例來說：若能在每日家務中節省1分鐘，一年累積可達365分鐘。正因存在特定弱項，其改善空間與成長潛力往往更加可觀。

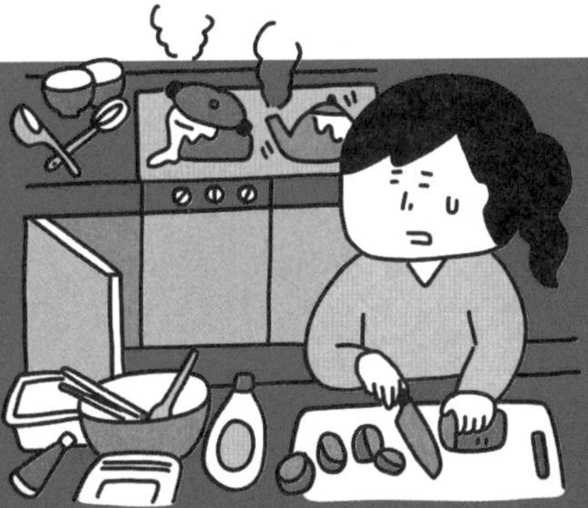

無法好好整理

對策

- 試著畫出空間配置圖
- 調整時間運用方式
- 尋找能讓自己打起精神的開關
- 借助專家的力量

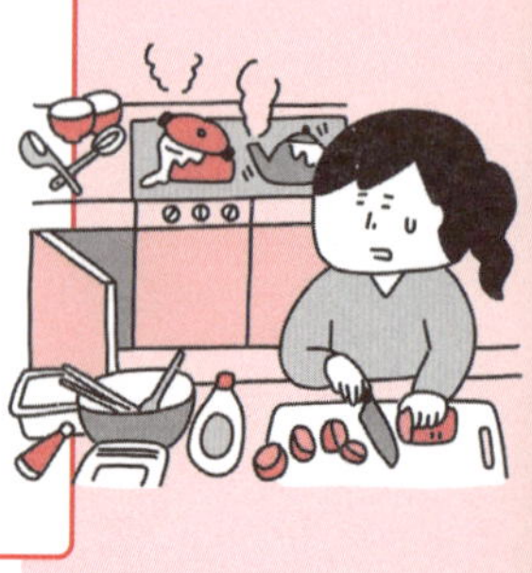

事例

明明想要住在乾淨的房間裡……

久違的打開信箱，裡面塞滿了郵件以及廣告傳單，突然看到一張「火災警報器檢查通知」，檢查的日期竟然就是明天。哎呀這可讓人困擾了，目前房間的狀態可沒辦法讓人進來，不趕快整理不行。但是玄關塞滿了鞋子以及網購用品的紙箱，甚至還有未拆封的包裹呢。

不管是桌上、床上還是地上，東西堆得到處都是。到底要從哪裡開始收拾才好呢？先把鞋子塞進鞋櫃裡，再把紙箱拆開壓扁。

桌子上和地上的東西實在是沒有時間整理了，先全部丟到紙箱裡藏起來吧。很好，這樣總算是乾淨多了。

明明打算藉此機會保持房間整潔，沒想到還不到一週的時間，房間竟然變得比之前更亂了。

原因

視覺認知薄弱

視覺認知薄弱是發展障礙的其中一個特徵。若是經常出現會反複唸同一行文字、跳行閱讀、不善辨識圖形或是抄寫困難等，在認知、記憶以及處理視覺訊息遇到困難的人，就有可能是有視覺認知薄弱的問題。

視覺認知薄弱的人，即便房間雜亂不堪也覺得沒關係。因此不在意玄關隨意放置的鞋子、抽屜沒有關好也不會覺得不妥、床鋪不整潔也不會放在心上。

另外，視覺認知也和**空間辨識能力**息息相關，即便興致一來想要開始打掃，但要把東西收在什麼地方卻完全沒有頭緒，結果只是隨便的塞到了某個地方，要用的時候又散亂成一團，持續陷入這樣的惡性循環當中。

　雖然每個人的狀況略有不同，但即便開始整理，也可能一不注意就沉靜在雜誌的世界，或出現因為看電視、玩手機而中斷整理等的狀況，因為專注力無法集中，整理也遲遲沒有太大的進展。有ADHD的人因為**注意力不足**，儘管開始整理也很容易突然又做起其他事情。

　就算有房間已經相當凌亂的自覺，卻會因為**動機不足**而無法提起勁來打掃。即使嘴巴上說著「不打掃不行啊」，但是心裡深處卻有另一個聲音想著「不過也不需要現在整理吧」，就這樣導致遲遲無法付諸行動。

解決方法

使用分門別類整理術解決這個問題！

　解決的方法依下面列舉的類型不同有所差異。讓我們來看看各類型的應對解決方式吧。

視覺認知薄弱的人，先試著畫出房間的配置圖

　視覺認知較為薄弱的人，**把房間配置圖畫出來**之後，會比較容易找出問題點及解決方法。做法請參考下面的敘述。

STEP1　在筆記本上畫出房間配置圖＋傢俱的位置

　實際畫出房間配置圖，會更容易發現「原來這裡還有空間啊」、「原來東西都集中在這裡啊」，也就更能輕鬆想像家裡整體的配置。因為只是想抓一個整體的概念，所以只是簡單地用手繪的方式也沒有問題。

STEP2　標記出物品散亂的位置，進行分析

　接著在配置圖上標記出凌亂的位置，並試著分析造成這個狀況的原因。

　這種時候可以試著參考自己的生活動線，在繪製的過程中就應該會出現像是「因為收納的位置太遠了，所以不小心就先放在這裡」、「如果玄關有收納空間的話，外套應該就不會丟在哪裡了吧」這樣的感想。

　視覺認知薄弱的人不容易發現房間凌亂的狀況，透過繪製出房間配置圖，就更容易掌握房間的狀態並進行調整。

STEP3　重新思考房間內的傢俱配置

　參考由STEP2得到的啟

繪製房間的空間配置圖步驟

① 繪製房間配置圖，大略標示傢俱的位置

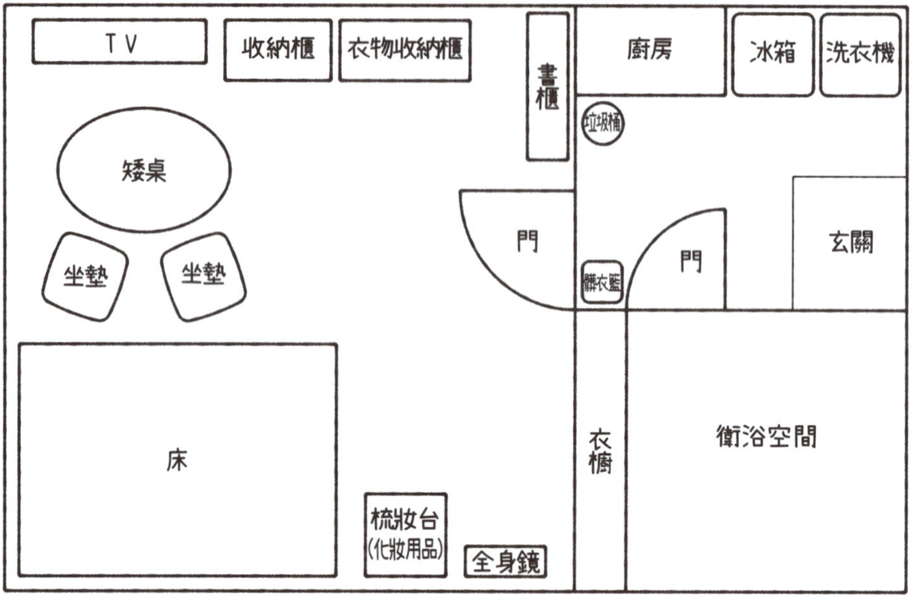

TV
收納櫃
衣物收納櫃
書櫃
廚房
冰箱
洗衣機
垃圾桶
矮桌
坐墊
坐墊
門
門
玄關
髒衣籃
床
衣櫥
衛浴空間
梳妝台
(化妝用品)
全身鏡

② 標記物品散落的區域⇒灰色

在繪製時出現的想法⇒紅色

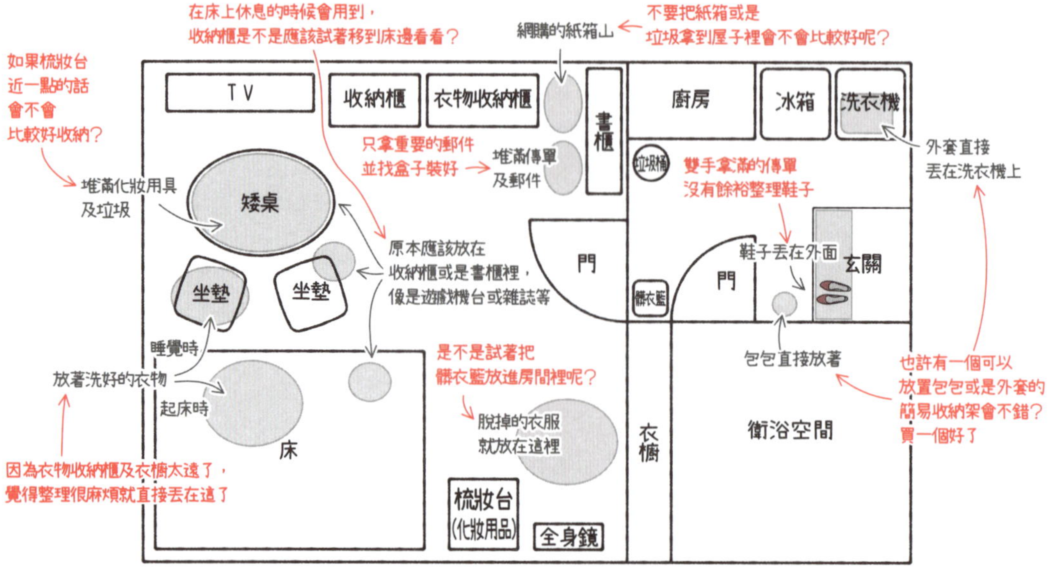

在床上休息的時候會用到，
收納櫃是不是應該試著移到床邊看看？
網購的紙箱山
不要把紙箱或是
垃圾拿到屋子裡會不會比較好呢？
如果梳妝台
近一點的話
會不會
比較好收納？
TV
收納櫃
衣物收納櫃
書櫃
廚房
冰箱
洗衣機
外套直接
丟在洗衣機上
只拿重要的郵件
並找盒子裝好
堆滿傳單
及郵件
垃圾桶
雙手拿滿的傳單
沒有餘裕整理鞋子
堆滿化妝用具
及垃圾
矮桌
原本應該放在
收納櫃或是書櫃裡，
像是遊戲機台或雜誌等
門
鞋子丟在外面
玄關
坐墊
坐墊
髒衣籃
門
睡覺時
放著洗好的衣物
起床時
是不是試著把
髒衣籃放進房間裡呢？
包包直接放著
也許有一個可以
放置包包或是外套的
簡易收納架會不錯？
買一個好了
脫掉的衣服
就放在這裡
衣櫥
衛浴空間
床
因為衣物收納櫃及衣櫥太遠了，
覺得整理很麻煩就直接丟在這了
梳妝台
(化妝用品)
全身鏡

③ 依照新的想法重新調整房間傢俱的配置

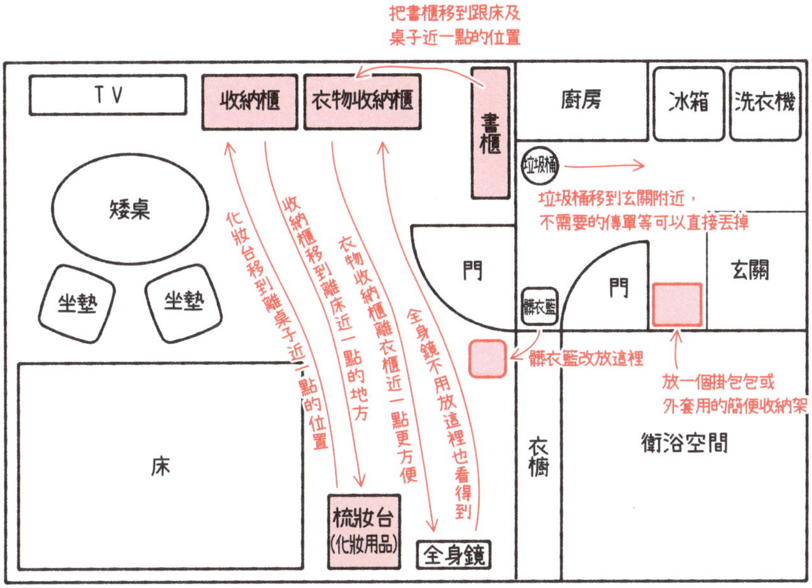
把書櫃移到跟床及
桌子近一點的位置
TV
收納櫃
衣物收納櫃
書櫃
廚房
冰箱
洗衣機
垃圾桶
垃圾桶移到玄關附近，
不需要的傳單等可以直接丟掉
矮桌
坐墊
坐墊
化妝台移到離桌子近一點的位置
收納櫃移到離床近一點的地方
衣物收納櫃離衣櫃近一點更方便
全身鏡不用放這裡也看得到
門
門
髒衣籃
玄關
髒衣籃改放這裡
放一個掛包包或
外套用的簡便收納架
衣櫥
衛浴空間
床
梳妝台
(化妝用品)
全身鏡

④ 繪製新傢俱配置圖

→覺得OK再移動家具

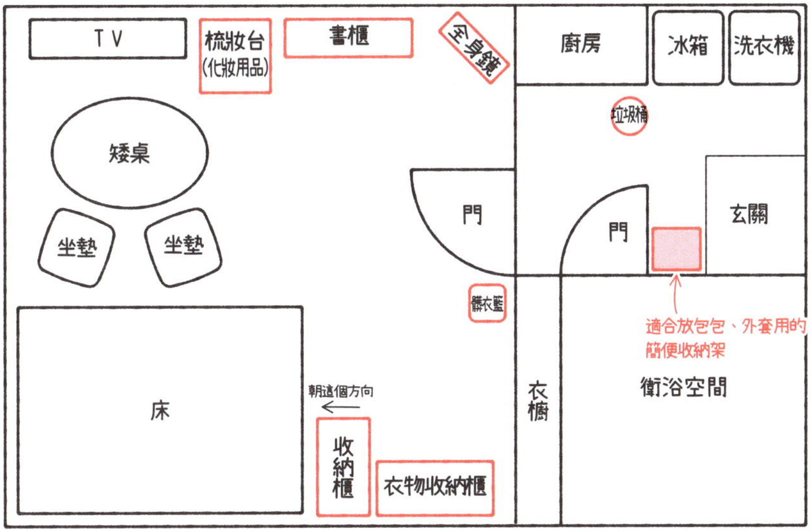
TV
梳妝台
(化妝用品)
書櫃
全身鏡
廚房
冰箱
洗衣機
垃圾桶
矮桌
坐墊
坐墊
門
門
玄關
髒衣籃
適合放包包、外套用的
簡便收納架
衛浴空間
衣櫥
床
朝這個方向
收納櫃
衣物收納櫃

發，思考該如何移動傢俱的位置。比起衝動的購買收納用品，重要的應該是先思考如何重新配置既有的傢俱。

STEP4 畫上新的傢俱配置圖

試著畫出新的空間配置圖，並且評估新的配置是否會對自己的生活造成困擾、是否能提升效率或是尺寸是否合乎需求。再來，為了判斷在移動上是否會有困難，開始實際量測房間及傢俱的尺寸，確定沒有問題後才可進行更換。

即便在配置上沒有做太大的更動，但因STEP1及STEP2這兩個步驟，可以清楚地發現自己放置物品的習慣，進一步地調整改善。對於視覺認知薄弱的人來說，繪製房間的空間配置圖也不是一件容易的事，但是透過繪製能夠更好掌握自己的居住空間，請務必挑戰看看。

專注力無法集中的人，須在時間分配上多下功夫

專注力無法集中的人，在整理時可以試著將時間切分成多個區間，以確保能夠在整理的時候維持專注。我會建議使用**計時器**作為輔助的工具。計時器可以視覺化的呈現經過了多久的時間，能出現「再不久就結束了，再加油一下吧」這樣的心情，跟放在三溫暖中的沙漏作用差不多。

另外，也可以**試著依照時間不同改變整理的內容**。早上頭腦還沒有清醒的時候，可以做分拆紙箱、整理鞋子等比較不需要思考的勞力活。中午的時候精神比較好，可以執行確認物品的去留等，需要判斷力的整理工作。晚上因為身心都較為疲憊，可以進行整理後的物品打包作業（隔天早上再丟垃圾）或者是一邊看電視一邊整理桌面等負擔較小的作業。

就像這樣，充分利用不同的時間區段，即便是注意力無法集中的人，應該也可以持續進行整理的工作吧。

提不起勁的人，應先找到能讓自己打起精神的開關

「想整理但是提不起勁」的人，可以**試著先從找出能讓自己啟動的開關開始**。想想看很少在整理的自己，之前曾在什麼樣的契機下開始動手整理呢？

透過之前的經驗，便能運用關聯性進行整理。我們可以參考下面的範例想看看。

●利用他人的關注

大家是否曾有在家庭訪問、朋友來訪或線上會議等，家中環境會被他人看見的狀態時倉促整理的經驗呢？

如果是因為會被他人看到而產

適合專注力無法持續的人的整理方法

早

做一些不太需要思考
只需活動身體的
勞力項目

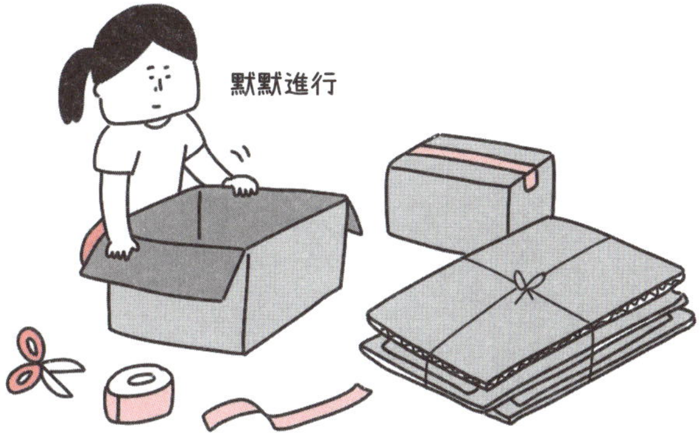
默默進行

中

進行需要進行判斷力的
整理作業

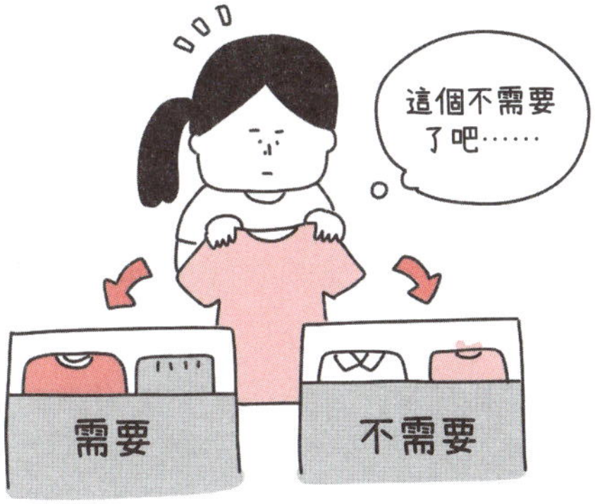
這個不需要
了吧……
需要
不需要

晚

做一些不會有
太大負擔的工作

默默
進行
需要
不需要
不可燃
古著
可燃

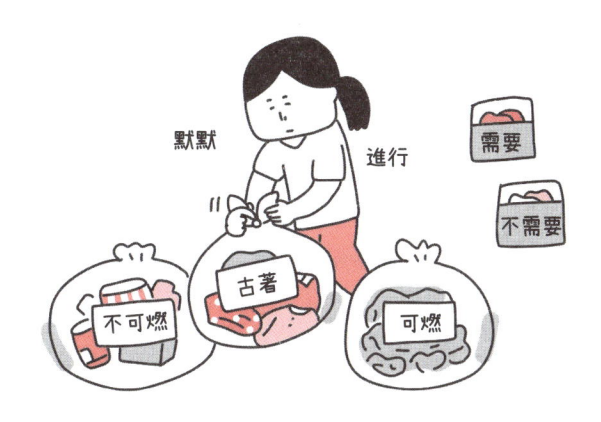

試著按照時間調整該整理的內容

生出現整理動力的人的話，請刻意製造讓他人看見房間的機會吧。

●善用拖延的習慣

應該不少人曾有明明應該坐在桌前讀書，卻忍不住開始收拾桌上物品這樣的經驗吧。

當存在比整理更令人抗拒的事項時，拖延行為的優先級會產生變化，導致人們會反常地投入平時懶得做的整理工作。

好好利用這樣的習慣，試著挑戰證照考試、做做看網路寫手的兼職或參加線上課程等，嘗試這些必須在家裡確實執行的作業也是一種方法。如此一來，既能提升自身的能力，還可以讓家中煥然一新，可謂一舉兩得。

●提升整理帶來的優勢更有動力

在那些不整理房間的人當中，有不少人無意識地認為整理是勞力又得不到好處的作業，因此權衡之下就一再拖延。

這時侯若能讓大腦理解到整理能帶來許多益處，就可以大幅提升整理的動力。舉例來說，可以大量閱讀一些實際因整理而讓工作或是戀愛更順利的經驗分享文章。

適借助專家的力量 積極改善不再亂

即便偷懶不整理，對生活其實也不會造成太大的影響，所以很容易一而再、再而三的向後拖延。但是，整理可說是所有家事的根本。如果水槽雜亂不堪就無法做料理、東西散落各處也沒辦法打掃。

曾有在房間整理好之後，其他的家事也做得更好的案例。所以我真心的建議，最重要的就是從整理開始。覺得自己能力有限的人，**借助專家的力量**也是個很好的方法。雖然會產生額外的費用，但是請切記，乾淨的房間能帶來的好處是超乎想像的。

說到整理，有像是整理收納師或生活規劃整理師等這類專家可以提供協助。專家會參考房間的空間配置、個人的性格及生活風格等要素提供建議，也因此較不容易再次回到原本雜亂的狀態。有些人可能會因為「讓人看到自己的房間這麼髒亂，覺得很丟臉」這樣的想法，而對這類專家敬而遠之，但其實專家們早已看過數以萬計非常雜亂的房間了，所以不需要太過擔心。相反的還因為看過很多髒亂的案例，更容易幫忙找出無法好好整理的原因呢！

適合不同類型特性的整理方法

視覺認知類型

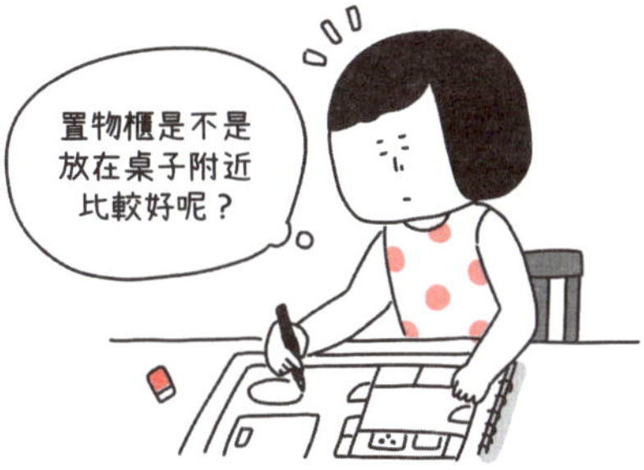
置物櫃是不是
放在桌子附近
比較好呢？

繪製房間配置圖

專注力無法集中的人

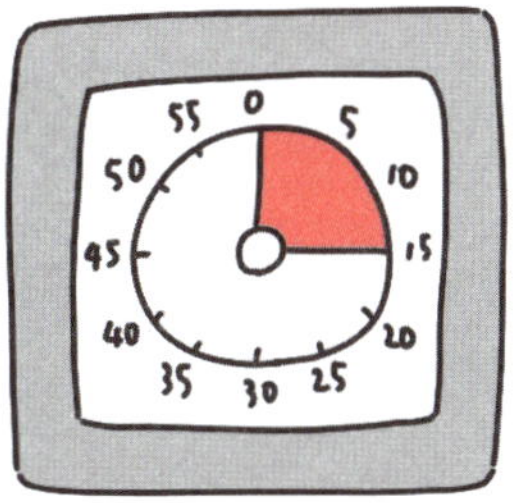

使用計時器

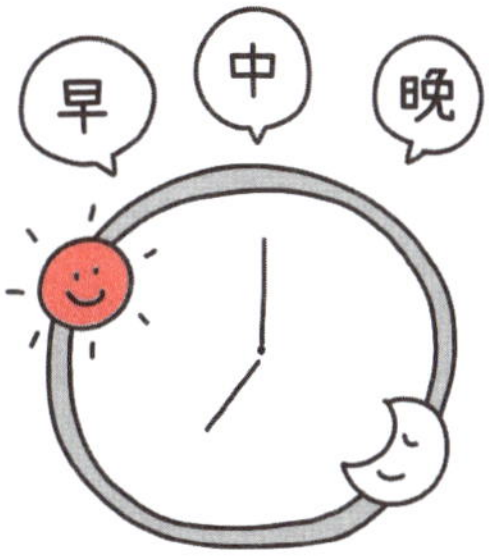
早
中
晚

依照時間調整該整理的內容

缺乏動力的人

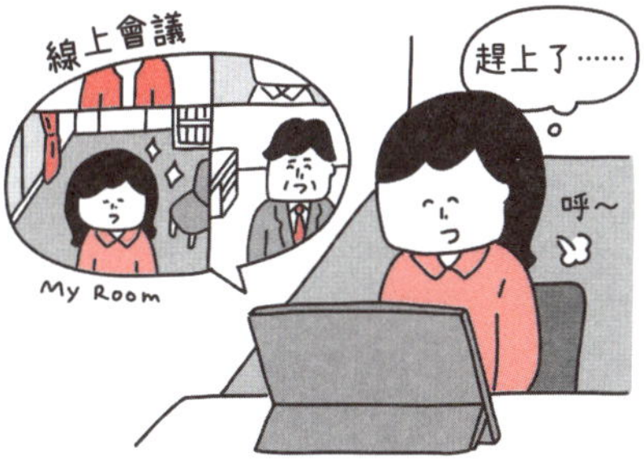
線上會議
My Room
趕上了……
呼～

尋找能讓自己打起精神的開關

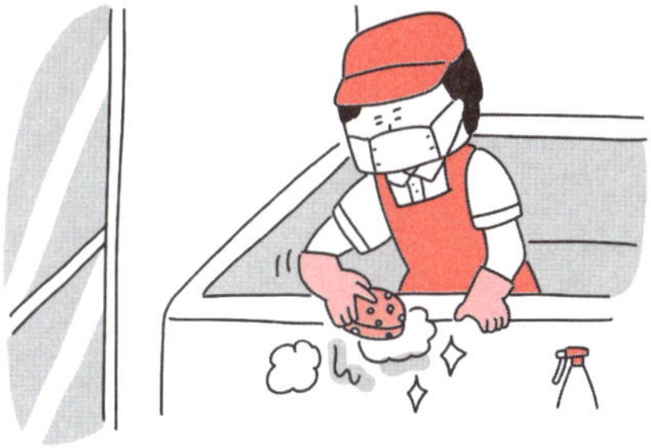

借助專家的力量

覺得洗衣服是件苦差事

對策

- 藉由筆記或將作業流程化，讓工作記憶維持在輕鬆狀態
- 培養不急就章的洗衣技巧
- 使用可讓洗衣作業更輕鬆的小物

事例　意識到自己好像一整天都在洗衣服

早上先洗一次衣服，等家人出門之後，髒衣籃裡又堆滿了睡衣。在洗衣機運轉的時候先去完成其他家務，卻沒有注意到衣服已經洗完了就這樣忘了晾衣服。

好不容易覺得髒衣籃終於清空了，卻又在其他地方發現家人脫下來卻忘記丟進籃子裡的髒衣服，真的是讓人非常焦躁。光是摺疊家人衣物就耗費數小時，燙衣與收納總是一再被拖延。

終於覺得洗完衣服要開始整理的時候，家人陸陸續續地回到家，待洗的衣物又一件件的丟進籃子，看來晚上又不得不再洗一次了。明明都已經洗成這樣了，一到早上「媽媽，沒有運動服～！」、「襪子在哪裡？」這樣的對話依然如風暴襲來。

明明每次都提醒「昨天就該準備」，但是早上仍然是亂成一團。沒有人說一句感謝的話，還被抱怨「為什麼沒有洗呢？」真的是讓人覺得非常不舒服。

原因　工作記憶有限，效率不彰

洗衣服屬於間隙型家務。在洗衣機運轉的時候，可以趁空檔製作料理、晾好衣物到要晾乾的這段期間還可以外出購物、進行掃除等家務。是非常需要多工能力的作業。

發展障礙的其中一個特質便是**工作記憶容量有限**。工作記憶指的像是為了做某一件事將需要的資訊暫時性的記憶在大腦中，如同大腦的備忘錄，負責暫時儲存執行任務所需的資訊。有不少人應該曾有把

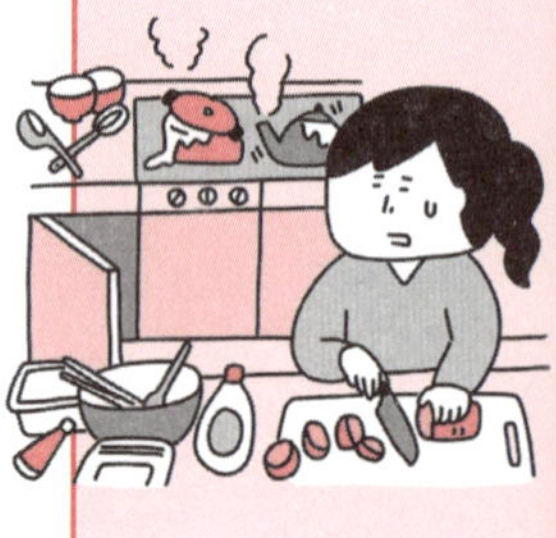

「洗衣服、料理、買東西、打掃……」等待辦事項記錄在大腦的工作記憶中，但卻因為「突然有訪客」而把待辦事項忘得一乾二淨這樣的經驗吧。

特別像是洗衣服這類的作業需要執行的步驟相當多，需長時間保留在工作記憶中，加上整個流程的時間較長，相關的動作即使已經放入工作記憶中，也很容易不小心遺漏。也因此出現衣服洗好了卻忘記晾衣服必須要重洗一次、忘記洗衣服、下雨忘記收衣服必須重洗衣服等慘劇經常發生。

解決方法

藉由筆記或是將作業流程化，讓工作記憶維持在輕鬆狀態

比起在腦中整理該做的事情，試著用筆寫下來或是**將待辦清單記錄在**智慧型手機的**ToDo List中**。

待辦清單範例

❶ 每天必做的事

~~洗衣服~~

~~丟垃圾 or 整理垃圾~~

~~確認信箱是否有信件~~

洗餐具（早餐用餐碗）

~~晾衣服~~

打掃浴室

打掃廁所

折衣服

收衣物

❸ 途中：啊！忘記洗碗了

確認清單時發現被跳過的待辦事項

❹（劃掉）

❷ 今天要做的事

~~買東西（洗碗精/味醂/垃圾袋~~ 不能忘記！）

打掃玄關

~~帳單繳費~~

❺ 晚上：啊！明天有客人要來家裡卻忘記打掃！明天一早絕對不能忘記整理玄關！

Point

❶盡可能地將每天固定的待辦事項依照執行時間順序寫下來。不管是記在手機提醒或是寫在白板上都可以，請重複使用這個待辦清單

❷每天早上（或前一晚）寫下當日的待辦事項

❸列出清單後，如果在做家事的途中又發現其他的待辦事項，立刻補寫

❹完成後就把該待辦事項劃掉

❺一天結束如果還有剩下的事情沒做完，就寫入隔天的待辦清單中

比起邊做家事邊想著「再來要做什麼事呢？」直接寫出來更能一件件確認，不僅做家事能更專注，也會變得更有效率。

就像在使用電腦時，如果同時開啟數個檔案，電腦的速度會變得緩慢。同樣的，如果我們的腦中塞滿了太多資訊，不僅注意力無法集中，工作效率也會變差。因此，關鍵在於不要把所有的事情都記在腦中，試著將他們寫出來，這樣的習慣非常重要。

在列清單的時候，關於「洗衣服」這項待辦事項要**注意不要寫成單一項目**，而是要拆解成「啟動洗衣機」、「晾衣服」、「收衣服」、「折衣服」、「收進衣櫃」等一個一個的具體步驟，如此一來才能有效地避免過程中有所疏漏。另外，每做完一個步驟就可以在備忘錄上標記完成的記號，還具有提升成就感的附加效果。

每個人適合的方法有所不同，將這些**作業流程化並且變成習慣，不需要利用到工作記憶也可以完成這些操作**。像是回家後第一個步驟就是洗衣服，接著泡澡，泡完澡之後晾衣服，透過這樣維持固定習慣之後，就會逐漸減少遺忘或是低效率的狀況了。但是需要注意，如果有與家人或他人同住時，會比較難維持固定的生活規律，並且對於難以建立習慣的人或ADHD傾向明顯的人，此方法可能較不適用。

培養不急就章的洗衣技巧

洗衣服是一項很難減少流程的家務。不像做菜，如果不擅長做菜可以選擇外食這種輕鬆的替代方案。也不像整理或是打掃，一旦跳過洗衣服的流程，後續的補救成本將大幅增加。

洗衣服可以拆解成啟動洗衣機→晾衣服→收衣服→折衣服→把衣服收進衣櫃等五個步驟。比起其他家務不管是流程、時間、分量、頻率都高上許多，可說是家事中的大魔王也不為過。洗衣服這件家事並不會因刪減作業流程的表面工夫而獲得改善，反而如下面的建議多加個步驟，意外地能降低整體作業的負擔。

● **依類別（人物別）為基準將待洗衣物裝到洗衣袋中**

不直接把衣服全部丟進洗衣機裡，加上**使用洗衣袋分裝的流程**。內褲、襪子、襯衫（需要使用衣架掛起來的衣物）、毛巾等，以類似的分類邏輯將衣物放入洗衣袋中。雖然增加了前置作業，但是後續不管是在晾衣服，或是折衣服的時候都會輕鬆許多。

將襪子集中成對洗滌，不管是在曬衣服或是整理時可以省掉翻找另一隻襪子的麻煩。需要使用衣架的襯衫類衣物集中，在曬衣服時也能更快速有效率。

折衣服時，**如果能先分類會更有效率**。如果家裡人數眾多，可以

洗曬衣物的小技巧

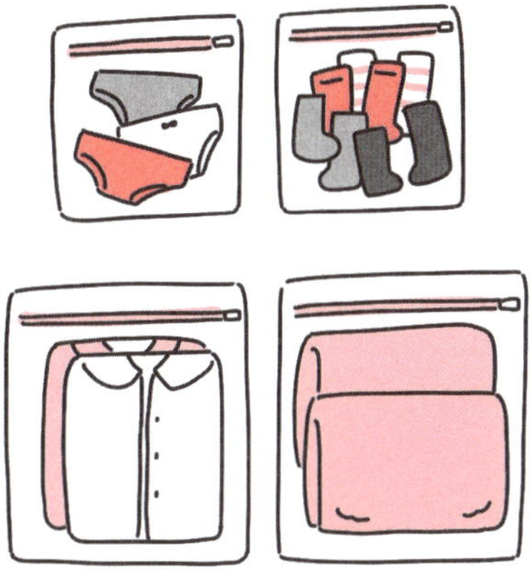

依類型分門別類
裝進洗衣袋中

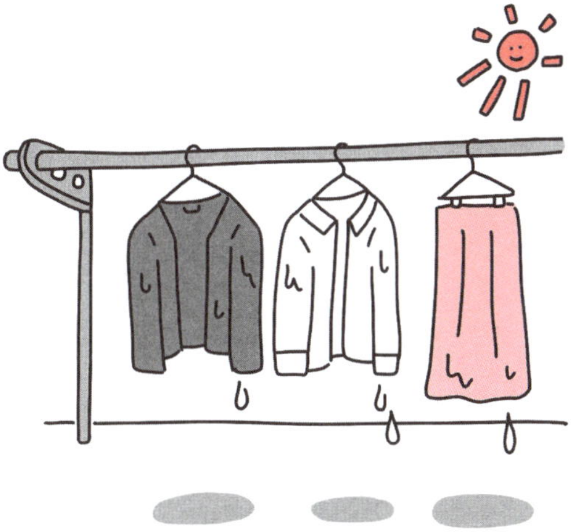

不脫水直接在衣服會滴水的
狀態下晾衣服

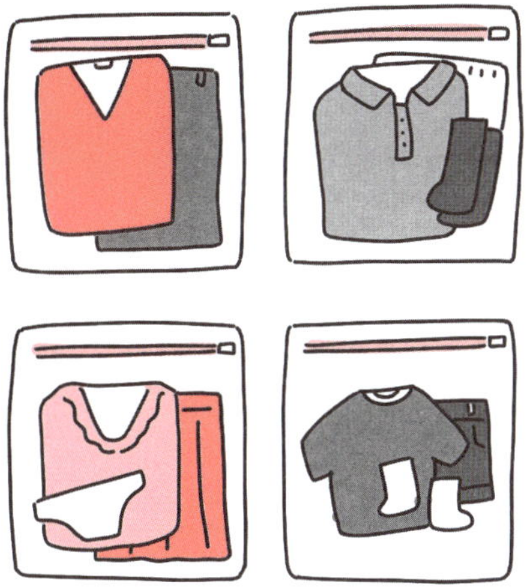

依衣物所有者分門別類
裝進洗衣袋中

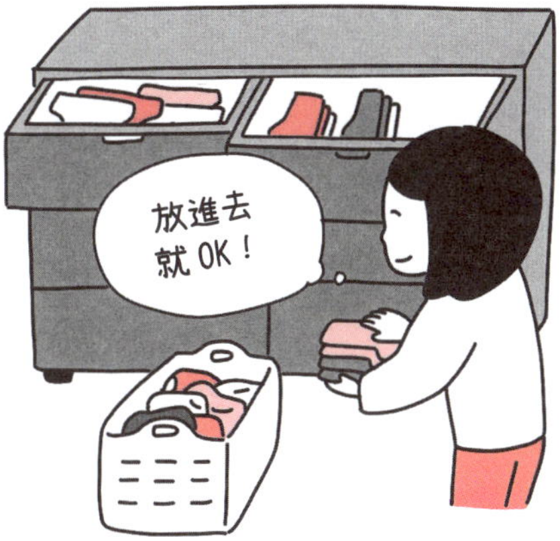

不折衣服直接收納

分成爸爸的一疊、姊姊的一疊、弟弟的一疊，像這樣的方式依照衣服的主人分類折疊也是一個方法。

依衣物的主人進行分類，在收納衣物時也會輕鬆很多。例如在晾衣服的階段就先行分類，到了收衣服及折衣服的步驟就只需要把衣物放到分別的收納空間即可。如此一來就可以省去在折疊時才區分「這個是爸爸的衣服……」這種二次分類的困擾。

將要洗的衣物分別放入自己的洗衣袋，晾乾後再各自拿回自己的收納空間。若能獲得家人配合將事半功倍。

●不脫水以降低衣服出現皺摺的機會

洗衣後的燙衣作業也是很容易一拖再拖的家務。想著等之後衣服多一點再集中處理，卻也因此很容易不小心就將燙衣服這件事拋諸腦後，直到要出門前才匆匆忙忙地熨燙衣物。

為了儘可能地減少衣物的皺摺，有些人會在晾衣服的時候盡可能地用手拼命的撫平皺摺，但比起這個方法，讓**衣服在不脫水的狀態下直接晾乾**是更有效用的方法。保持在衣服仍在滴水的狀態，將衣物掛上衣架，利用水滴下的重量，自然而然就能撫平衣服上的摺痕了。

另一個相當有效的方法，是在衣服維持掛在衣架的狀態下拿進浴室，利用**蒸氣熨斗**熨燙。蒸氣熨斗基本上是在衣服從洗衣機拿出來後使用，但如果衣服並沒有太髒，或是比較講究的時尚單品，在未重新清洗的狀態下直接使用蒸氣熨斗，也可以達到撫平衣服皺摺效果，相當便利（※如有指定要清潔後才能熨燙的衣物，請先清潔完畢後再進行整理）。雖然說衣物在滴水的狀態下需要在浴室等場所晾乾，場地有所受限，曬衣服的時間較長也是另一個缺點。但比起熨燙衣物，這個方法還是輕鬆許多。

還有其他不需要使用熨斗就可以幫助衣服變得平整的方式。家裡有烘乾機的人，可以將1～2件襯衫與2～3顆冰塊一起放入烘乾機中，以高溫運轉約5～10分鐘，這樣就可以有效除皺。融化的冰塊會產生蒸氣，可以帶來跟蒸氣熨斗一樣的效果，撫平衣服皺摺。秘訣是不要一次放太多衣服進去。襯衫約1～2件、褲子的話1條＋1件襯衫的分量剛剛好。

如果出門前很在意衣服的皺摺，可以使用噴霧瓶＋吹風機。在有皺摺的地方使用噴霧瓶加濕，以手輕拍拉平皺摺，然後再用吹風機吹乾就大功告成了。如果皺摺出現在領子或是袖口等邊角處，可以使用離子夾來定型也是個隱藏版的小秘訣喔（需注意離子夾的溫度）。

另外，也很推薦讓燙衣服變得更加簡單的掛燙機。與以前的熨斗不同，可以在衣服吊掛在衣架上的狀態下直接使用蒸氣撫平衣物的皺摺。最近還有衣架及掛燙機一體成型的款式可供選擇。

抗皺性強的衣物材質

聚酯纖維（化學纖維）	價格便宜、耐用、耐熱性高。容易產生靜電及出現毛球。親膚感還是天然纖維比較好。
尼龍	不吸水，多用於有潑水機能的外衣上。耐久性佳，但不耐熱無法使用烘乾機烘乾。
羊毛	天然纖維。保暖吸汗。常作為毛衣等衣物的原材料。

在購買衣服時，特別注意選購「不易皺的材質」，就可以省去燙衣服的麻煩。大家可以在添購衣物時多加留意。使用聚酯纖維或尼龍等化學纖維製成的衣物比較不容易產生皺摺，另外天然纖維以及羊毛等素材也有相當好的抗皺效果。相反的，百分之百純棉及麻等材質則相當容易皺。在購買男女用襯衫等這類不希望有皺摺的衣物時，請特別再次確認衣物材質。

最後，推薦一個近期相當流行的「免燙」、「形狀記憶」等不需要熨燙的商品。如果是需要搭配套裝的話，可以前往日本的青山洋服或haruyama（はるやま）等商店挑選，這兩家店鋪都有販售這類型的免燙襯衫。

●不折衣服直接收納

可能會覺得有點奇怪，但是**試著改變衣服的收納方式**也是一種方法。試著想想能讓自己開心收衣服、開心拿衣服的收納方法吧。

一個抽屜只放一種類別的衣物，如此一來不需堆疊直接收納即可，相當輕鬆。像襪子、內褲等下半身著用的衣物都放在同一個抽屜，通常如果不折好直接收納，在拿取時會相當不便。但是如果有專門一個放置內褲的抽屜，即便沒有折好也可以很快速的拿取不會出錯。襪子也不需要折得很整齊，只要簡單地把兩隻襪子捲在一起就可以了。可以的話試著將收納的配置改成一個抽屜一種類別吧。

另外，使用衣架晾乾的衣物盡可能地維持原樣吊掛收納，如此一來不僅可以省掉折衣服的時間，也可以避免衣物出現摺痕。在購買收納用品時，很推薦購入吊掛式的衣物收納架喔。

如果衣服太多，無法掛到衣物收納架時，請把過季的衣物折疊收好，雖然會花一點時間，但是不管是換衣服或是每天洗衣服的作業都可以輕鬆許多。

使用可讓洗衣作業更輕鬆的小物或服務

新型的電器用品推陳出新，有越來越多讓洗衣服可以更加便利的小物或服務。善用這類型產品也是一個相當好的方法。以下將介紹幾個在日本具有代表性的商品。

●洗脫烘滾筒洗衣機

洗脫烘滾筒洗衣機可以全自動的完成洗衣到烘衣的作業。因為省去了晾衣服的流程，可以大幅減輕洗衣服的負擔。

和直立式洗衣機相比，即便較為實惠的機種依然要15萬日圓左右，但CP值相當高。

不過乾燥後的衣服通常會較不平整，依照衣服的材質，有些需要再熨燙或使用一般洗衣模式不烘乾直接晾乾。

●浴室乾燥機

在搬家時選擇**浴室內有乾燥設備**的房子，這樣洗衣服這項家務就可以輕鬆許多。就如同商品名稱所述，只需要按一個按鈕就可以讓衣物在浴室內快速乾燥，大幅節省晾衣服的時間。

但是浴室乾燥機相當耗電，需特別注意。

●快速折衣板

乍看之下**快速折衣板**就是一塊塑膠板子，但只要放上襯衫並按照順序折疊，一下子就折好了，是非常便利的小物。

雖然需要一點小技巧才能比較上手，但是習慣之後，只需要幾秒的時間就可以完美的折好襯衫，對於不擅長折衣服的人，還請務必試看看。價格落在1500日圓左右並不會太過昂貴。

●宅配乾洗服務

不太送乾洗，即便送洗了卻又常常忘記取回，如果有這樣的煩惱建議可以試著使用**宅配乾洗**的服務。

有些業者還會提供縫補鈕扣的服務，也有業者提供長時間保管季節性衣物的服務，可以依自身需求善加利用。

但這類型的服務比起自行前往洗衣店送洗費用會高一些。

代洗衣物是另一個類似的服務，但這類型的服務通常只是進行單純的洗衣流程。比起乾洗價格會便宜些，收回的時候衣物也會折疊的相當整潔，有興趣的人務必試試。

減輕洗衣負擔的小物、服務範例

洗脫烘滾筒洗衣機

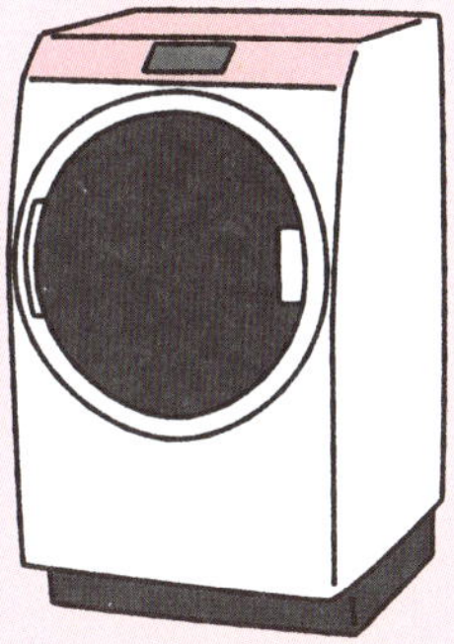

價格雖高，但從洗衣服到烘衣服可以全自動完成，非常便利

浴室乾燥機

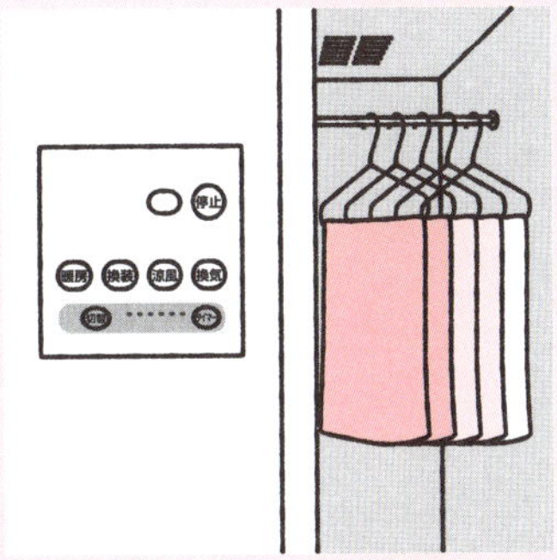

搬家時挑選有附浴室乾燥機的房子，一鍵就可以讓衣物在浴室內快速乾燥

快速折衣板

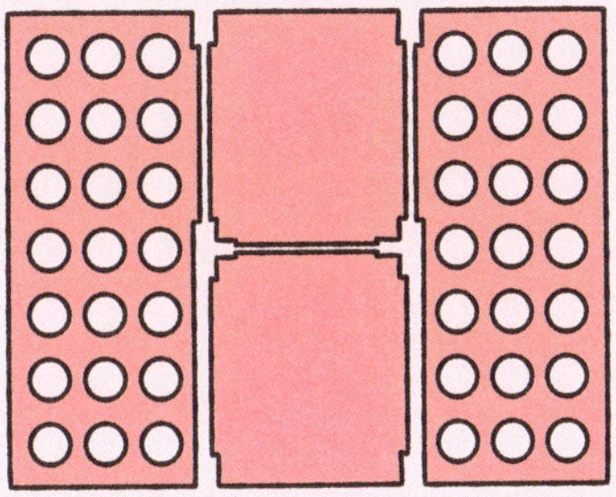

放上襯衫按照順序折疊，不用幾個步驟襯衫就折好了

宅配乾洗服務

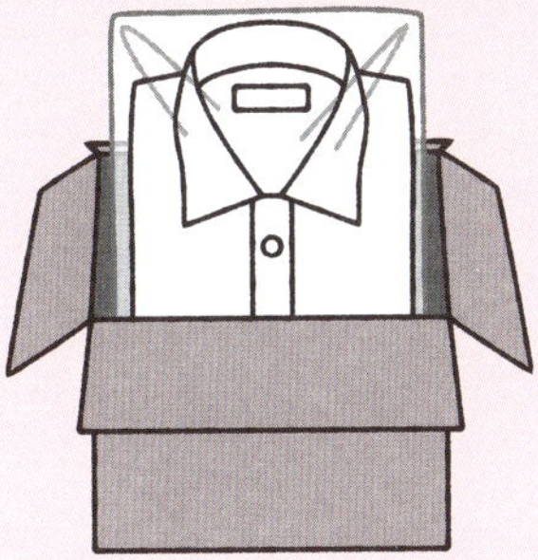

亦有業者提供縫補鈕扣、長期寄放季節性衣物等服務

無法好好打掃

對策

- 同時採用邊做邊掃及順手整理的方法
- 努力找出不易使環境髒亂的方法
- 使用可以一鼓作氣清潔堆積髒污的工具

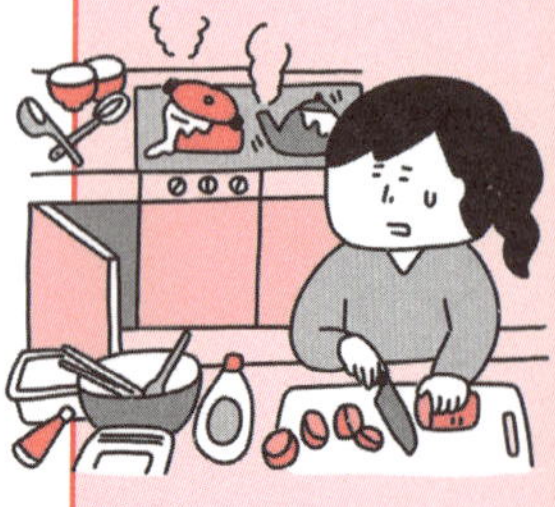

事例 大家都是在什麼時間打掃的呢？

不知道要在什麼時機點開始打掃比較好。

等注意到的時候，家裡的地上都是掉落的毛髮、廁所堆放著已經用完的衛生紙捲筒芯、浴室裡長滿黴菌、廚房因為油污黏膩、抽風機及冷氣的濾芯從搬家進來後就沒有換過。

雖然知道「不打掃不行」，但卻忍不住一再拖延。發現的時候房間已經亂成一團。

想動手整理卻不知從何開始。幫幫我！

原因 陷入不想做、做不到、討厭打掃的惡性循環

雖然都稱為打掃，但是清理抽風機跟打掃地板的作業內容與頻率截然不同。雖然常聽說「要有計劃性的打掃」但是考慮到打掃的場所、內容以及頻率等因素，實在是很難擬定計劃，按照計劃執行打掃工作更是困難重重。

擅長打掃的人只要稍有髒亂就可以馬上發現並且進行處理，但**有發展障礙且視覺認知較為薄弱的人**，連及時察覺都相當困難。

結果無論是計畫性清潔或臨時性打掃都無法落實。等到出現「排水溝堵住了」、「滋生害蟲了」等問題出現後才開始處理，反而要耗費更多時間跟力氣，也加深對打掃的排斥及厭惡感。

順手整理的時機

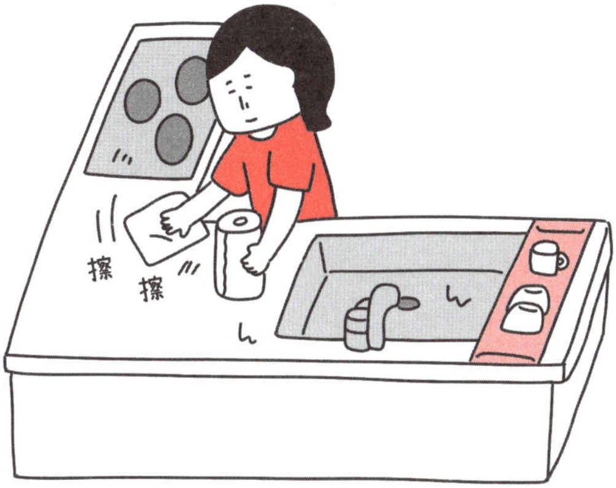

一做完料理後就立刻擦拭整理

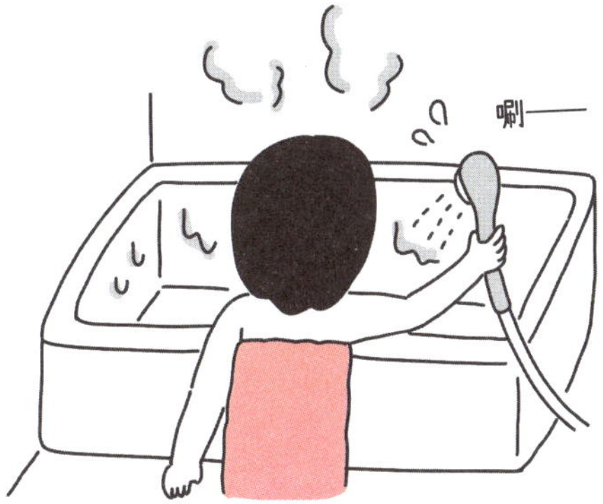

泡完澡後使用冷水清潔浴缸

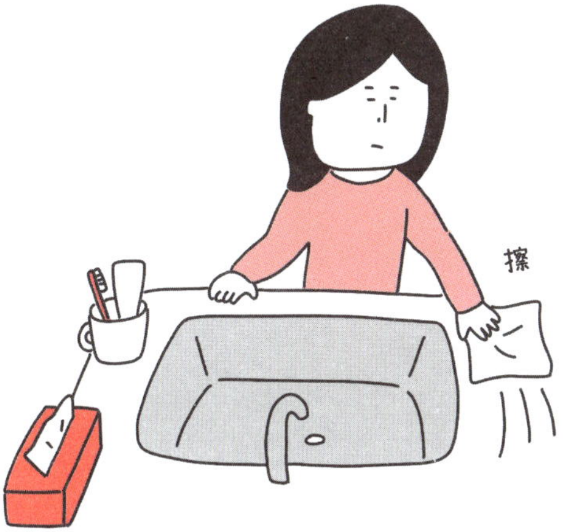

刷完牙後立刻擦拭洗手台

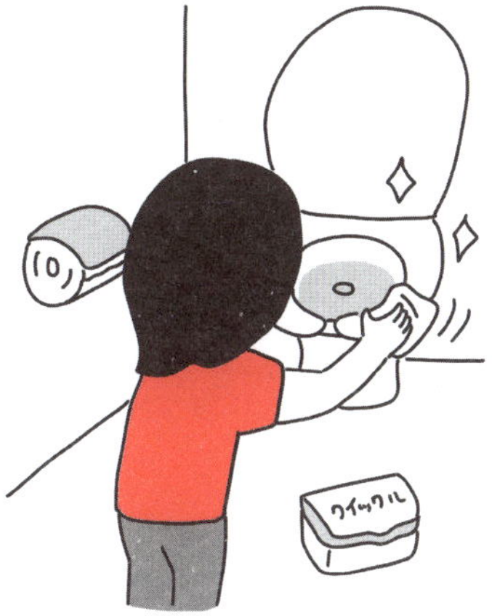

上完廁所後馬上擦拭便座

在觸手可及的範圍內放置打掃用具是必備條件

解決方法 邊做邊掃，順手就開始的打掃方式

擬定好打掃計劃，設定每天打掃○分鐘的目標，但是卻百般受挫的人，可以**試試看邊做邊掃及順手整理的方式，藉此維持最低限度的整潔**。

邊做邊掃指的是在做某件事情的時候，同時進行打掃的工作。像是邊看電視邊打掃、邊跟家人聊天邊打掃、邊看智慧型手機邊打掃，類似這樣的方式。

這時候重要的是**打掃帶來的附加價值**。當想著「來打掃吧！」對不喜歡打掃的人來說，心情上勢必會覺得相當低落。把看電視或智慧型手機這類自己「喜歡」的事情跟「稍不擅長」的事情結合，要開始做這件不擅長事情的障礙就會降低不少。一開始可以先在電視遙控器上貼著「使用清潔滾輪」的便簽，下點工夫讓自己不會忘記。養成邊看電視邊打掃的習慣後，還可以嘗試用清潔滾輪以外的打掃工具或是作業。

對於不喜歡打掃的人，我也很推薦試試順手整理這樣的方法。在做完菜或是吃飯前花約30秒的時間，使用廚房紙巾快速地擦拭廚房檯面及瓦斯爐周圍。洗完澡後立刻用冷水快速地沖洗浴缸。刷完牙後迅速地用衛生紙輕輕擦拭洗手台。就像這樣，在做了某件事情後「順手」快速地整理，就是所謂的順手整理。髒污累積越久會越難清除，像這樣立刻清潔，不僅簡單，效果也很好。

順手整理的必要條件是**在觸手可及範圍內放置打掃用具**。才能避免出現因為嫌麻煩而放棄整理的狀況。一開始先想想在自己日常生活中的那些地方可以順手整理。再來只要在這些地方配置打掃用品就可以了。

努力找出不易使環境髒亂的方法

為了要降低打掃的頻率及麻煩，採取預防性對策相當重要。尤其像是廁所或浴室這類用水的區域，特別容易累積頑強的污垢，更要特別注意。以下想跟大家分享幾個有效的解決方法。

●廁所

馬桶清潔除臭凝膠是一種能將清潔劑透過蓋印的方式黏在馬桶內側的清潔用品。如此一來，在每次沖馬桶的時候都可以清潔馬桶，防止污漬生成。也有可以直接放入馬桶水箱裡的清潔劑款式，效果也相當好。

另外，如果容易在廁所堆積用完的衛生紙捲筒芯，可以準備一個大一點的垃圾桶，或是選擇沒有衛生紙捲筒芯的款式，這樣應該會輕鬆許多日常困擾。

各場所避免髒亂的小秘訣

廁所

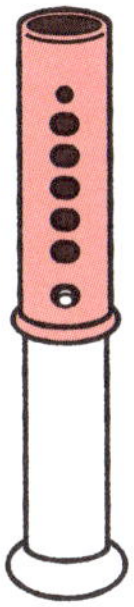

使用馬桶清潔除臭凝膠

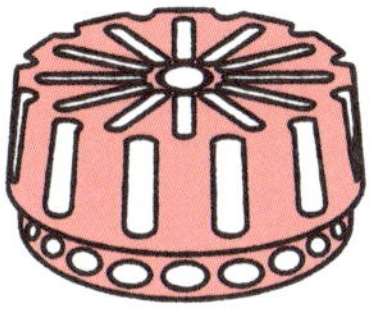

清潔劑放入馬桶水箱

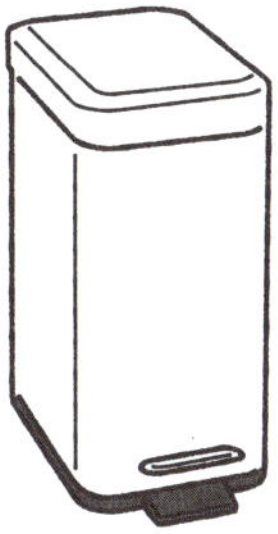

配置一個大一點的垃圾桶

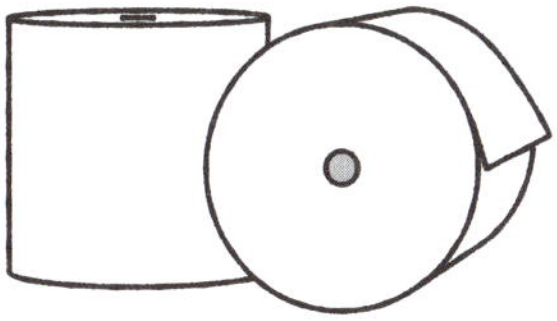

選擇沒有捲筒芯款式的衛生紙

浴室

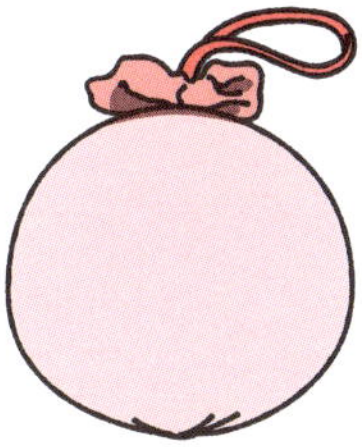

善用只需要放進浴缸就可以除垢的商品

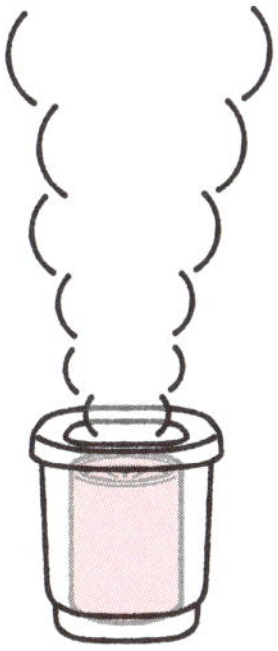

利用防霉煙霧商品

廚房

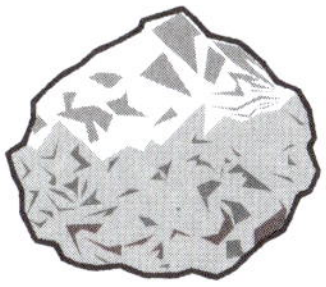

在水槽排水孔的網子上放一個球型鋁箔紙

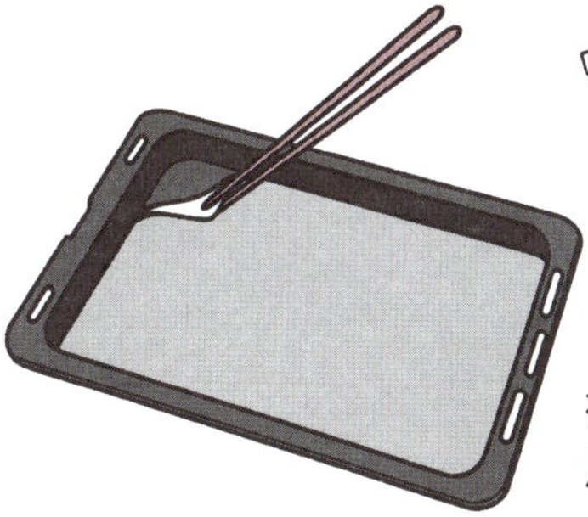

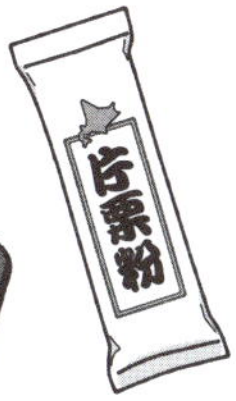

在烤魚的烤盤上倒入用水調和的太白粉

●浴室

浴室清潔方面，可以使用直接放入浴缸就可以去除污垢的清潔用品，有泡澡習慣的朋友可以考慮看看。另外，像是「銀離子衛浴防霉煙霧劑」這類防霉產品，具有使用一次即可維持1～2個月防霉效果的優異特性。

●廚房

針對排水溝防滑黏液處理的話，在排水孔溝槽放置球狀鋁箔紙是一個有效抗汙的方法。將約15cm長的鋁箔紙揉成球型約2～3個，直接放在排水口的濾網上就可以了（需注意避免鋁箔球被沖入排水管）。

烤魚下面的濾油烤盤，可以在使用前先倒入調好的太白粉水，加熱後太白粉水會凝固成膠狀物，可連同魚油污垢一併整片剝除，相當方便清理。

使用可以一鼓作氣清潔堆積髒污的工具

即便每天打掃或是採取抗污對策，隨著時間流逝，污漬還是會慢慢的出現。當髒污開始變得明顯時，**可以利用一鼓作氣清除的商品，盡可能不要花費太多手續進行清潔作業**。

舉例來說，當馬桶出現黑色污漬的時候，可以使用直接丟入馬桶即可溶解污漬的清潔劑。只要在出門前丟進一顆，回家時馬桶已經變得乾乾淨淨，相當地便利。

另外，也有一種只要丟入裝滿水的浴缸，就可達到清潔效果的商品。在浴缸加清潔劑後，再放入待清潔的浴室椅子、洗臉盆等物品，就可同時達到清潔效果。如果按下循環加熱的按鈕，還能一併清潔浴缸加熱管路，是相當便利的商品。

洗衣槽是很容易忘記清潔的家用物品，既然這樣就固定在季節交替時清洗吧。只需要加入專用的清潔劑並啟動清洗流程，不需要繁雜的步驟即可完成清潔作業，相當便利。特別是使用滾筒式洗衣機的朋友，若未定期清潔內部可能導致污垢堆積，甚至影響到烘衣的效果，需特別注意。

雖然大多數的人厭惡打掃，但實際執行後卻容易沉浸其中。因為在目睹污漬被去除的過程後，某種程度上能帶來療癒感與成就感。

想要轉換心情時，旅行、泡溫泉雖然是個很不錯的選擇，但也可以試著以像玩遊戲般輕鬆的心情，挑戰看看掃除作業。也許會意外地發現，打掃並沒有那麼痛苦也不一定喔！

可以一鼓作氣清潔堆積髒污的工具

廁所

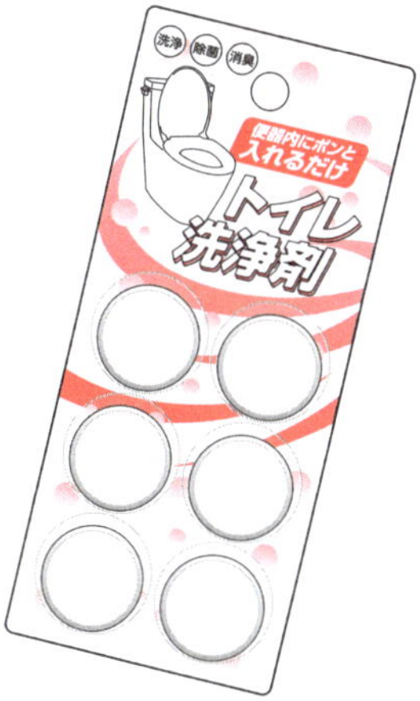

只要丟入馬桶
就可以溶解污漬的清潔劑

洗衣機

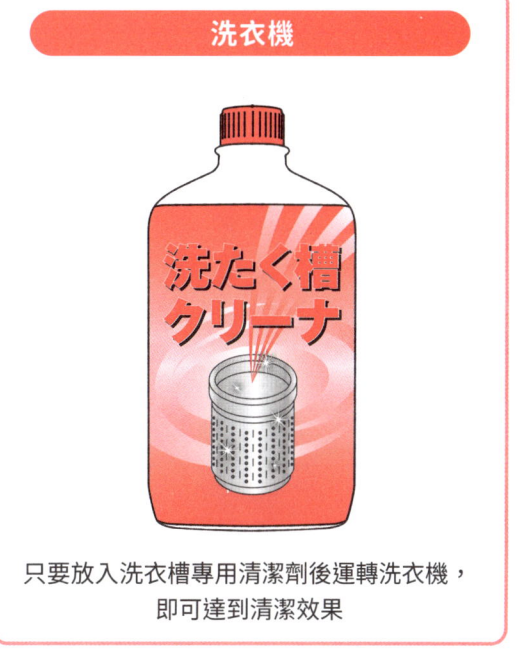

只要放入洗衣槽專用清潔劑後運轉洗衣機，
即可達到清潔效果

浴室

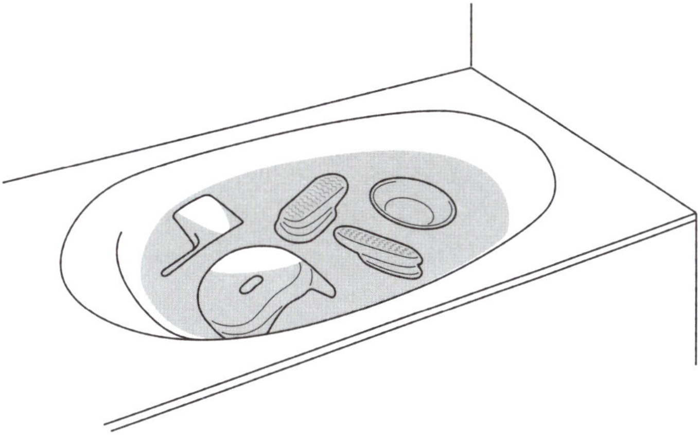

只要把浴缸裝滿水，把清潔劑、浴室用座椅、臉盆等
東西全部放進去就可以變乾淨

不會做菜

對策

○降低料理及自煮的門檻

○善加使用食譜網站或料理APP

事例

料理過程的辛苦遠超過完成後享受美食的喜悅

光是思考每天要做什麼料理就覺得好煩。在超市買了一堆食材，但是要做什麼料理卻毫無頭緒。

因為孩子和先生偏好的口味不同，要想出能滿足大家喜好的菜色實在非常辛苦。

好不容易決定好菜單，卻發現食材不夠。開始在冰箱深處搜尋，卻發現不知道什麼時候買的食材已經腐壞。

開始做菜之後，腦中卻一直冒出「下一步應該做什麼？」這樣的困惑。明明做過很多次了，但是還是記不住料理步驟。

今天又淪落到邊看食譜邊操作，但這樣反而耗費更多時間。

專心在做今天的主菜時，一不注意在一旁同時料理的味噌湯因為太滾而溢出鍋外。

總感覺在享用美食之前，自己早已被烹飪過程耗盡精力。

原因

不擅長料理過程中的多工作業

要能同時端出數道料理上桌是**相當高難度的多工作業**。

想有效運用三口爐，在燉煮主菜的同時還需兼顧翻炒配菜與煮味噌湯，因為需要同時間內處理多項作業，還要把數道料理在可美味享用的時間點陸續上桌更是相當不容易。稍一分神便可能忘記關火導致食物就燒焦了，或是忘記放入特地購買的食材，甚至錯過特定調味料

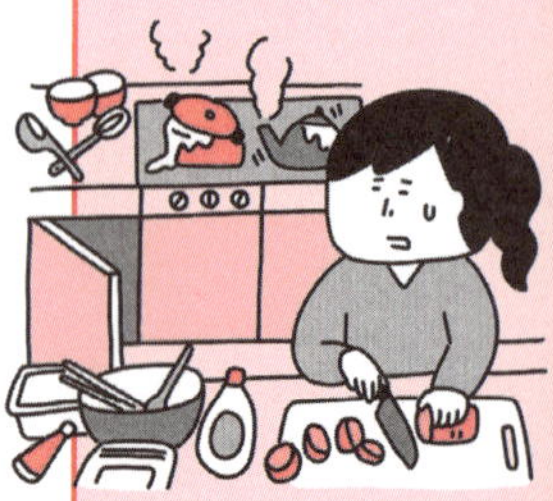

的添加時機。

另外，如果邊看食譜邊做菜，等於多增加一項任務，對某些人而言又會造成額外的壓力。

食譜中常出現「適量」、「少許」這類較為模糊的用詞，這對ASD傾向較為明顯的人來說，這種**模糊的表現可能造成困擾**。

食譜需要花時間去閱讀理解，即便參考坊間標榜「簡單快速20分鐘料理」的食譜，實際操作卻花了一個小時才做完，這樣的事情層出不窮。

對於ADHD傾向較明顯的人來說，**當料理的流程增加，難度也會大幅提升**。從洗淨蔬菜、去皮、汆燙等，到可以開始料理前的步驟相當繁瑣，做完料理之後堆積如山的待洗餐盤更是相當擾人，應該有不少人會萌生「還是暫時不要做菜好了」的念頭。

解決方法　降低料理及自煮的門檻

三菜一湯、一天30道料理……等，為了追求健康，有許多人開始重新檢視自己的料理習慣，卻也因此設定了過高標準的料理難度，導致容易出現無法持之以恆的狀況。

首先可以先從「一湯一菜」、「累的話明天外食也OK」，像這樣先**降低料理的門檻，以自己的步調循序漸進的進行，能夠持之以恆才是最重要的**。

每天下廚的人都有節省料理步驟的共通點。以下將分享這些具體的小秘訣給大家參考看看。

善加使用食譜網站或料理APP

如果有剩餘的食材，可以在**食譜網站以食材的名稱進行搜尋**，如此一來，就可以知道目前冰箱剩餘的食材，可以變化成什麼樣的料理。也可以善用「Cookpad」、AJINOMOTO Park的「食譜大百科」、betterhome的「食譜索引」、「料理研究家Ryuji的爆紅食譜.com」等網站的料理資訊。

另外，不擅長閱讀文字食譜的人，可以參考料理影片，也相當推薦像是「DELISH KITCHEN」、「kurashiru」等APP。影片長度約1分鐘，不僅相當好記憶，也更容易想像料理的順序。

不太會變化料理菜色的朋友，可以好好利用使用已切割好所需食材並附食譜配送到府的Meal kit食

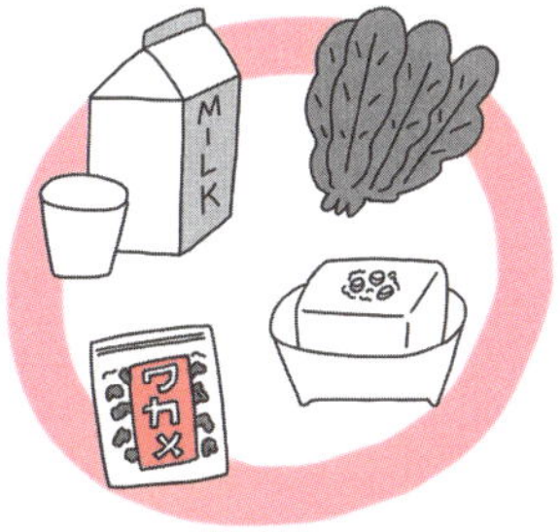

建議參考的食譜網站

●cookpad

https://cookpad.com/

- 每月使用人數約7,400萬人，刊登食譜超過330萬項，是日本最大的料理食譜網站
- 可以利用肉、魚、蔬菜、便當或甜點等種類，日式、中式料理等類別，甚至是漢堡排、咖哩等料理或食材名稱進行食譜檢索
- 從平常可以輕鬆料理的菜色到正式講究的食譜，簡便又好吃的食譜應有盡有
- 可以按照食譜熱門的程度進行檢索，也有付費可以看到更多料理食譜的Premium方案

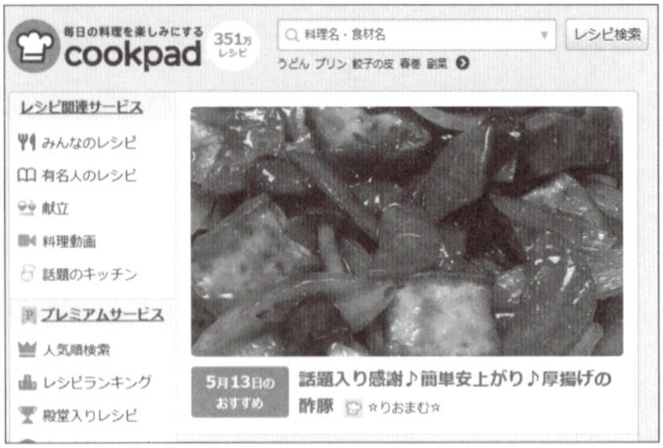

●食譜大百科

https://park.ajinomoto.co.jp/recipe/

- 由日本味之素經營的食譜網站
- 可按照主題或是情境選擇料理食譜
- 料理的基本知識整理得很完整，困惑時可以隨時確認，非常方便
- 使用味之素的商品，介紹能省時省力的食譜
- 還有便當、食材、人氣排行榜等多種豐富的搜尋方式

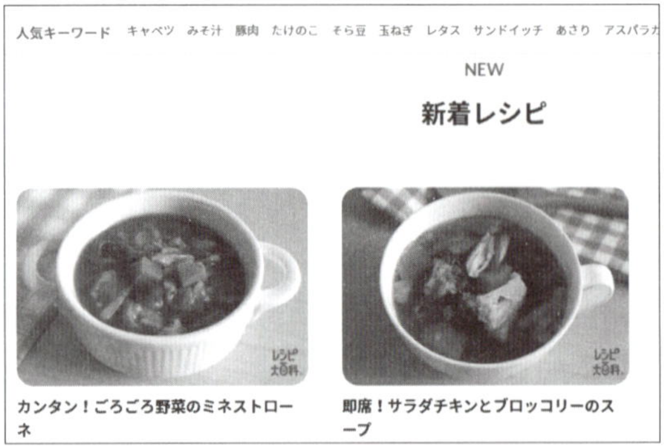

●食譜索引

https://www.bh-recipe.jp/

- 可以同時搜尋在cookpad、樂天食譜、大家的今日料理、FOODIES等不同食譜網站上的食譜
- 可用食材種類、烹飪方式、料理器具、節令名稱等各種關鍵字進行檢索
- 也可透過商品的條碼進行搜尋

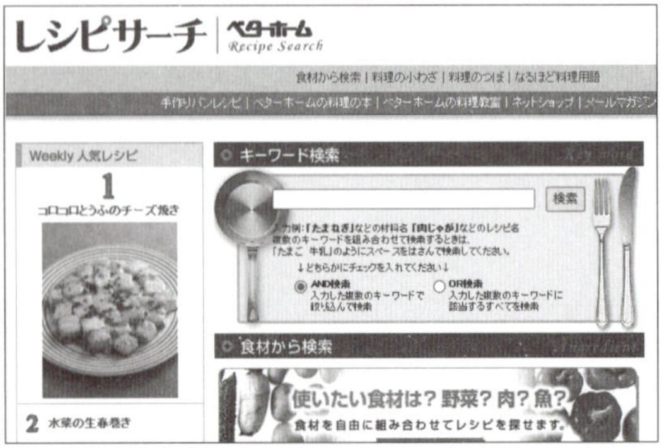

●料理研究家Ryuji的爆紅食譜.com

https://bazurecipe-app.com

- 能依食材組合搜尋可製作的料理
- 大部分都是不需要使用特殊食材，在家即可製作的料理
- 可以透過影片檢視料理流程
- 還可以看到許多參考影片製作相同料理的留言及感想，激勵自己也試看看

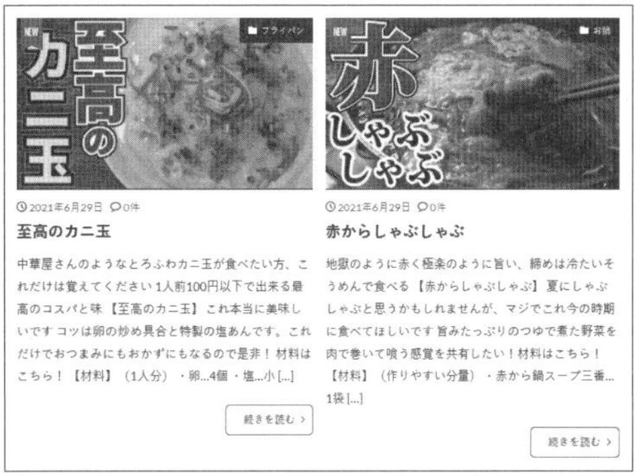

●DELISH KITCHEN

https://delishkitchen.tv/

- 讓你輕鬆找到「想動手做！」的食譜影片APP
- 刊登的食譜皆為營養師、調理師、料理研究家等料理相關專業人士的原創食譜
- 公開刊登許多料理時間短又簡單的食譜

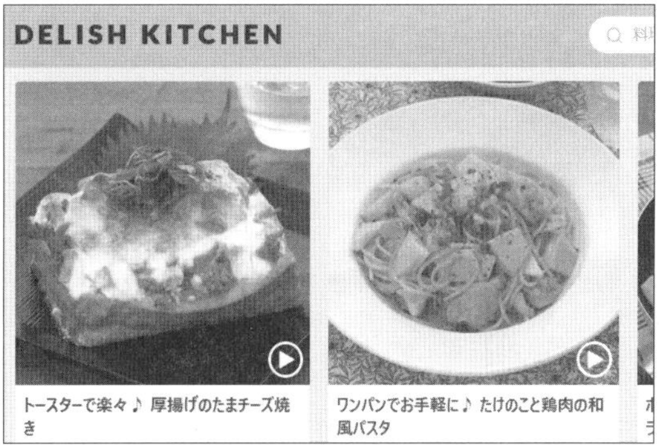

●kurashiru（クラシル）

https://www.kurashiru.com/

- 可透過影片瀏覽料理步驟
- 可以產出一週份的料理食譜
- 有10鐘內即可完成的快速食譜
- 有300日圓內可以解決的省錢食譜
- 可以比較附近超市的價錢找出較為划算的店家
- 從菜單自動生成購物清單

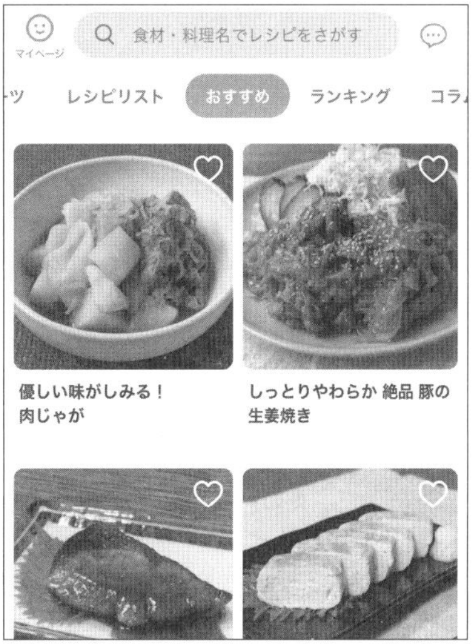

材箱服務。後續段落會有更詳細關於Meal kit的介紹。

盡可能避免多工作業

容易分心的人建議不要同時使用多個爐火，只要集中使用單一爐具，其他的料理就可以借助不需用火就可以自動完成的電器，例如微波爐、電熱水壺的料理器具即可。以下介紹幾款實用料理輔助工具。

●水波爐

只要把炒麵的麵條平鋪在烤盤上，然後把蔬菜及肉放在麵上，放入水波爐後，就能做出炒麵。像肉或魚這類食材，即使是未退冰的狀態也沒關係，只要使用自動料理的模式，就能直接燒烤或蒸煮。是連漢堡排都能完全加熱到中心熟透的優秀料理器具。(例：Healsio水波爐)

●電子鍋

只需要放入食材以及調味料即可自動完成料理，對於不擅控制火侯的人來說，不僅免去需全程監控火候的麻煩，更可以徹底避免燒焦風險。因為有完善的預約功能，下班一回家就能吃到熱騰騰剛做好的料理成為一大優勢(Healsio零水鍋、Cook4me)。

●鍋具保溫罩(鍋帽子)

因為Healsio系列價格相對昂貴，如果在意性價比的話，推薦使用鍋具保溫罩這樣的商品。鍋具保溫罩指的是可以把鍋子整體包住的保溫用品，當在用大火烹煮後，覆蓋鍋具保溫罩，只需靜置就可利用餘溫達到烹煮食材的效果。雖然花的時間比較多，但是可以不用花太多心思就完成燉煮料理。

減少料理步驟

先把蔬菜統一處理切好後冷凍保存，不僅能節省烹飪時的準備時間，根據食材的種類不同，最長還可以保存約1個月，大幅地降低浪費的風險。例如長蔥、茼蒿、菠菜、小松菜、白菜、白蘿蔔、紅蘿蔔、高麗菜、菇類等，都是可以先切好直接保存的蔬菜，強烈推薦嘗試此方法。

對於連切菜都覺得麻煩的人，不妨試試**Meal Kit**(料理食材箱)服務。這種服務會將食譜與所需分量的食材以即烹狀態配送至家中，不僅方便食材搭配也考量到營養均衡的問題，堪稱夢幻級服務。雖然比起自己從準備食材到料理一手包辦，Meal Kit的價格雖然高了些，但能打開食材箱就可以輕鬆烹煮值得一試，有興趣的人可試著搜尋「Meal Kit」。

另外，清洗料理器具也是另一

項常常被抱怨的工作。筆者曾使用紙杯、紙盤、免洗筷等免洗餐具，努力避開洗碗的作業，但是仍出現因為懶得清潔料理器具而把器具就堆放在水槽，最後導致器具損壞無法使用的慘劇。

這時候，只要使用洗碗機就可以大幅降低洗碗帶來的壓力。另外，改用像是鋁箔紙烤盤料理法等方式，清潔時也只需要用廚房紙巾擦拭即可，可以省去相當多的清潔流程。

為了降低料理的門檻，**挑選簡易的料理食譜**相當重要。生雞蛋拌飯、香鬆飯、穀物麥片等，只要簡單組合這些食材吃起來更美味，比起外食費用上也便宜許多。即便不做配菜，用白飯搭配味噌湯也能輕鬆解決一餐。

有了會更便利的料理工具

水波爐

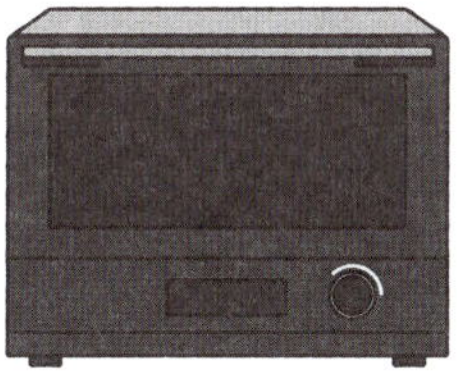

・直接放入食材，便可將食材透過烤或是蒸的方式調理到恰到好處的狀態

例：Healsio水波爐

電子鍋

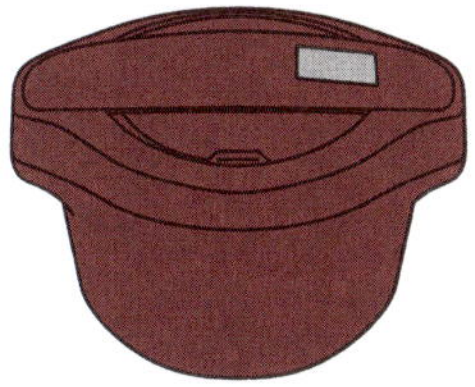

・只要放入食材及調味料後就可輕鬆上菜
・有多種預約功能

例：Healsio零水鍋、Cook4me

鍋具保溫罩

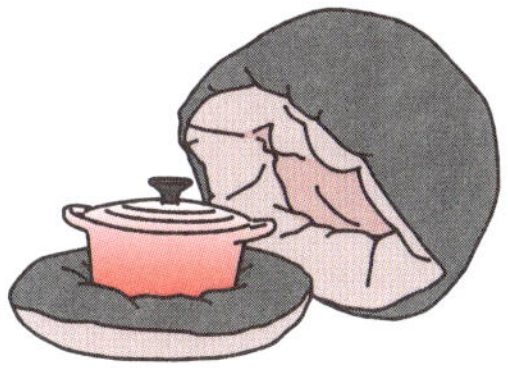

・在使用大火料理後以鍋具保溫罩覆蓋靜置，就可以達到燉煮的效果

常忘記或弄丟東西

對策

- 坦然接受自己的健忘特性
- 在筆記及提醒的設定上必須多下功夫
- 以最低標準維持整潔

事例

為什麼那麼容易忘東忘西呢？

久違的打開了信箱，在大量的傳單中找到了一張明信片。竟然是自來水處來的催繳通知單。完全忘記要繳水費了。

還有，幾個月前訂購的能量補給飲又寄來了，當時因為這個飲品價格實惠才購買的，結果居然是自動續約的訂單。但是我根本沒有在喝，而且比起第一次購買的價格又變高了不少，本來應該要快點解約才是，但是已經好幾次都忘記了。唉，又搞砸了。

不管怎樣先放到家裡好了……但是竟然找不到家裡鑰匙。糟了，不會是掉了吧？這時候應該聯絡誰才對呢？我記得有把聯絡資訊存成照片在手機裡。但是照片太多了，根本找不到。而且手機又快要沒電了，結果電話才講到一半就自動關機。大概是昨天忘記充電就睡著了吧……啊～真是太討厭了！

原因

因記憶力不佳及缺乏整理能力，在雙重攻擊下造成這樣的結果

忘記東西跟弄丟東西其實有點類似。忘記的換句話說就是記憶喪失，弄丟東西的根本原因其實就是因為忘記把東西放在哪裡了。假如記憶力非常好，不管房間再亂也可以掌握東西放置的位置，就不會有東西不見的狀況出現。相反的，因為記憶力不佳，只要房間相當整潔的話，東西在哪裡就一目瞭然。

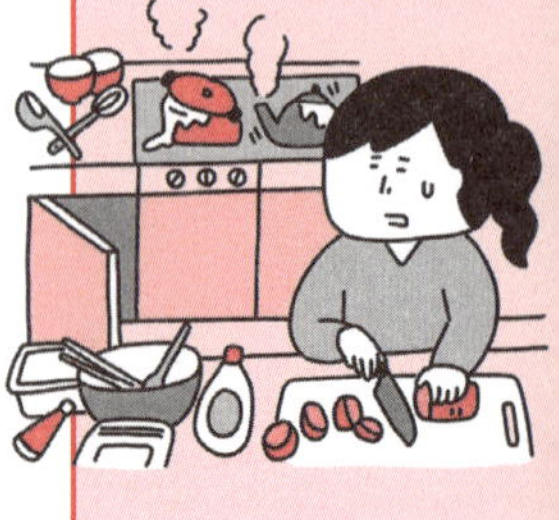

短期記憶力不佳、不擅長整理收納皆是屬於發展障礙的特質，同時具備這兩種特質的人，特別會明顯出現把東西弄丟或是忘記東西的狀況。

解決方法 坦然接受自己的健忘特性

單純抱持著「這樣的流程這麼多，我沒有自信能都記起來」這樣的想法會導致對策不夠完整。要**明確直白的告訴自己**「這些流程這麼繁瑣，我絕對會忘記」、「如果放在這個地方我肯定會弄丟」，當能如此明確地自我坦承時，才能真正落實有效的應對措施。

健忘其實也不算壞事。因為這樣的特質即便是相同的電影或漫畫，不管看幾遍都可以樂在其中，討厭的事情也可以很快的忘記並展開新的一天，對於筆者來說這個特質其實還蠻方便的。

當然，記憶力不佳也會帶來相當多不方便狀況，我們可以善加利用各種便利小物，讓應對策略更容易執行。

最重要的是**要有必須採取對策的自覺**。本來健忘的人就很容易忘記自己健忘的特質而疏於防範。讓我們一起突破這個困境吧。

在筆記及提醒的設定上必須多下功夫

筆記不是寫完就結束，最重要的是要**能在需要的時候流暢的提取相關訊息**。對於有發展障礙的人來說，被提醒「請做筆記」是家常便飯的事。

但是，最重要的是在需要資訊的時候能順利找相關資料。為了達到這個目標，**盡可能地把筆記記錄在智慧型手機或是平板等電子產品中**會較為便利。記錄在紙上不僅容易遺失，在需要的時候也較不便搜尋。如果記錄在電子裝置上，不僅可以使用尋找功能搜尋，也比較不容易發生不小心丟掉的狀況。不擅長使用電子裝置做記錄的人，也可以先把資訊寫在紙上，再用手機的相機照下記錄。

但要特別注意臨時無法作筆記的情形。大家是否有遇過這種狀況：在公司走動時，臨時被拜託工作上相關的事情，但回到座位後卻忘得一乾二淨？

最簡單的解決方法就是立刻執

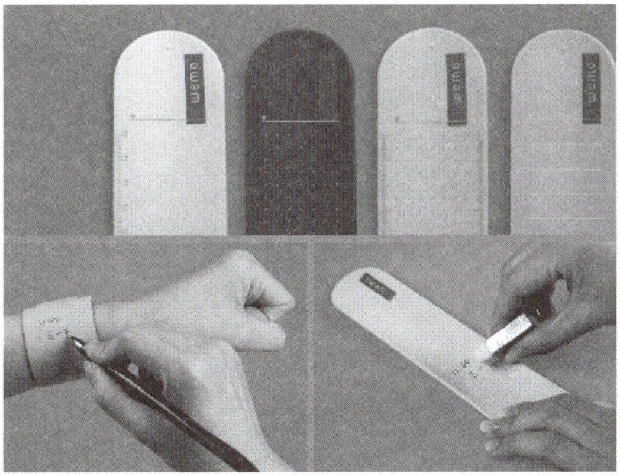

可擦拭穿戴式記事本「wemo」

行，或是在寫下來之前小聲地重複複誦（在心中默念亦可）。另外像是記錄在手機的提醒事項上，利用穿戴式記事本等都是可以使用的方法。所謂穿戴記事本指的是可以用矽膠手環固定在手腕的筆記本，用手指摩擦後即可清除上面書寫的文字，因此可以重複使用。

對健忘的人來說，**智慧型手機內的提醒APP**是最好用的工具。但必須注意不要忘記輸入提醒資訊，及無視提醒鈴聲這樣的狀況。

筆者使用的是LINE的提醒工具。在提醒工具的對話視窗中輸入要提醒的內容及時間，LINE就會在指定時間發送提醒訊息。與平常使用LINE的方式大同小異相當簡單，也不太容易錯過。另外，先將訊息記錄在穿戴式記事本上，在清除時一併登入到提醒事項中，也是相當有用避免忘記的方法。

此外，留下見證人也是留下證據的一個方法。為了避免用丟車票或是護照等重要物品，告訴同行的人「我把東西放在這個袋子裡」，如此一來，自己忘記的時候也有人會幫忙記得。另外，說出來也是一個可以加深記憶的方式，推薦大家可以試看看。

以最低標準保持整潔

有辦法保持環境整潔當然是最理想的狀態，如果做得到的話就不用那麼辛苦了。對於容易忘東忘西的來說，盡可能以最低標準維持環境的整潔，把重心放在能如何快速找到需要的物品上才是重點。

以最低標準維持環境整潔的原則，就是**將必要的東西集中放置**。外出的必備用品（錢包、定期票、常備藥品等）都裝在小型隨身包或是收納袋裡面，並且養成「原則上不將這些物品從隨身包取出」的習慣。

可以的話，盡可能地都使用同一個外出包，如果要替換外出包的話，也要讓這些必備物品可以直接整組的放到另一個包包裡，這樣才不會忘記攜帶重要的東西。

家中物品也可比照辦理，將容易遺失的重要的物品都統一放在固定的位置。

身分證、護照、存摺、印章等平常不太會用到的重要文件，一不小心就可能會忘記放到哪裡。像這類的物品請集中放到一個箱子或是抽屜中，沒有特別整理有點雜亂也關係，只要統一放在固定的位置就不會弄丟了。

最重要的關鍵在使用過後要立刻放回原來的位置。從箱子裡拿出這些重要的物件的時候，要讓自己保持著「一不小心就可能會弄丟！」的警覺心。如果隨意丟進包包或是放置在桌子上，可能馬上就會遺失。

當把重要物品放入包包帶出門的時候，試著用口頭說出「放在這裡！」這樣比較不會忘記。另外，再利用提醒工具設定「使用完畢要收回原位」這樣的提醒訊息，這樣

日文版Line的提醒君（リマインくん）使用方法

1 在日文版Line搜尋「提醒君（リマインくん）」❶，並加為好友❷

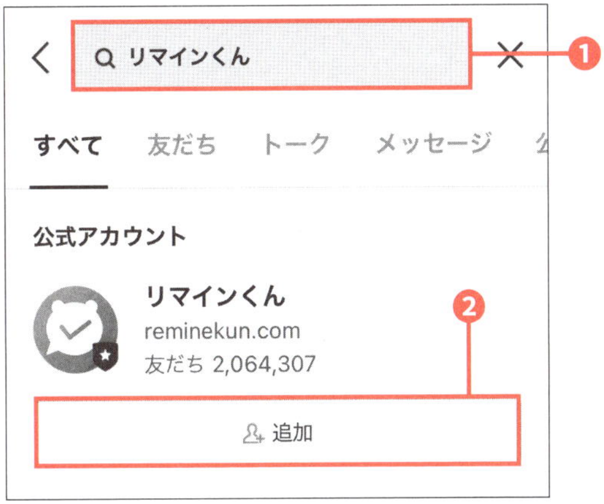

2 打開對話視窗，輸入待辦事項

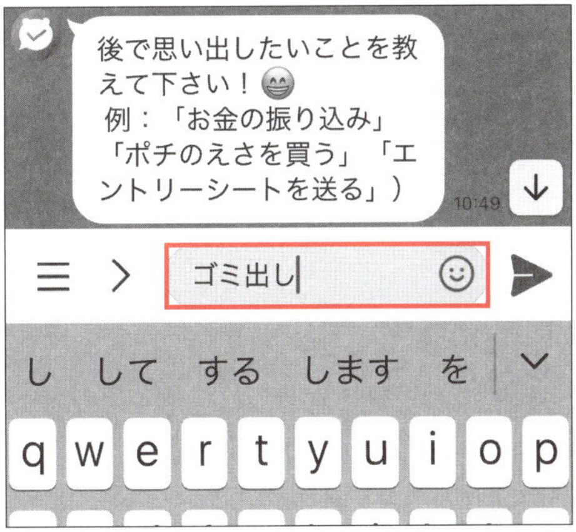

3 輸入希望的提醒時間。這樣時間到了的時候，提醒君就會發送訊息了喔

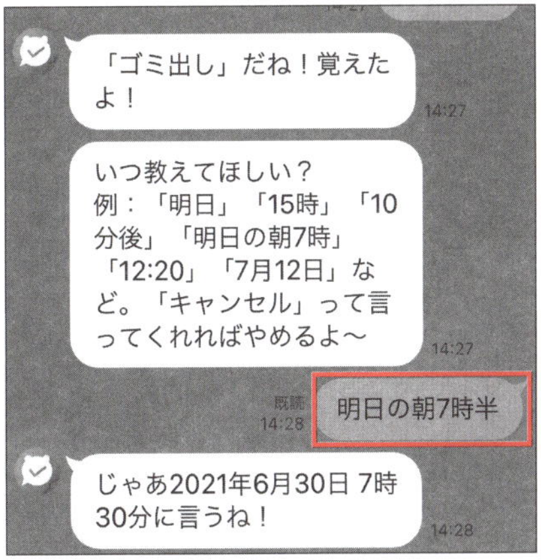

就更不容易忘記要把東西放回原來的位置了。

擬定可以立刻找到東西的策略非常重要

如果東西不見，但只要能馬上找到就完全沒有問題。建議常常花時間在找東西的人，可以**善用能幫助搜尋物品的小道具**。

對於常翻找包包的人，掛鏈會是一個相當有用的工具。可以使用掛鏈固定不想遺失的錢包、鑰匙、智慧型手機等物品。掛鏈也有可伸縮附有夾子的款式，只要拉一下掛鏈與包包連接的位置，就可以輕鬆找到需要的東西，也能大幅降低遺失的風險。

常弄丟或是遺落包包裡物品的人，在絕對不想要遺失的物品中可以放入有嵌入GPS晶片的小物，如此一來即便遺失了也可以透過智慧型手機確認掉落的位置。蘋果公司出的AirTag是相當具代表性的防遺失工具。

在家中常找不到東西的人，可以善用鑰匙防丟器（key finder）。

在遙控器、智慧型手機、鑰匙等常找不到的物品上加上鑰匙防丟器，在找不到東西的時候就可以使用手持定位器觸發晶片使其發出聲音，便於尋找。

使用這個方法只需要確保手邊的追蹤器不要遺失就沒問題了。

找到屬於自己的正確答案

在這個部分最重要的就是依照自己的經驗，**找出屬於自己「這樣做就不會弄丟」的方法**。

因為有相當多可以利用的工具，可以逐一試試找出適合自己的品項。

像筆者很常弄丟鑰匙，因此在玄關放置磁吸式掛鉤，鑰匙固定放在這個位置，就不再出現弄丟或是忘記關門的狀況了。

旅行等行李比較多的時候，勢必會忘東忘西，出門前務必確認是否帶上錢包、手機及護照，其他即便忘記也沒有太大影響的物品就分開放置。

我們要將有限的注意力集中在哪些地方，大家只要能找出屬於自己的正確答案就可以了。

以最低標準維持整潔的秘訣

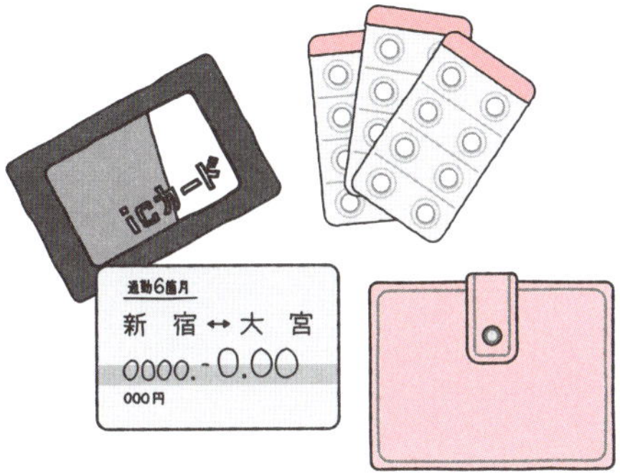

將外出必備的用品整理成一份，不要拿出包包

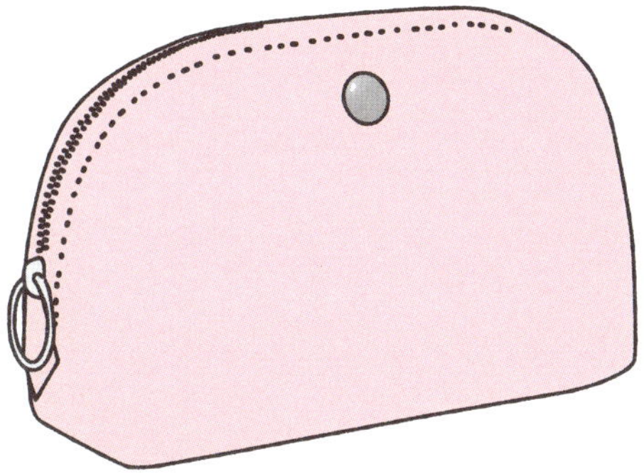

使用相同的外出包，如果要替換外出包，也要讓這些必備物品可以直接整組的放到另一個包包裡

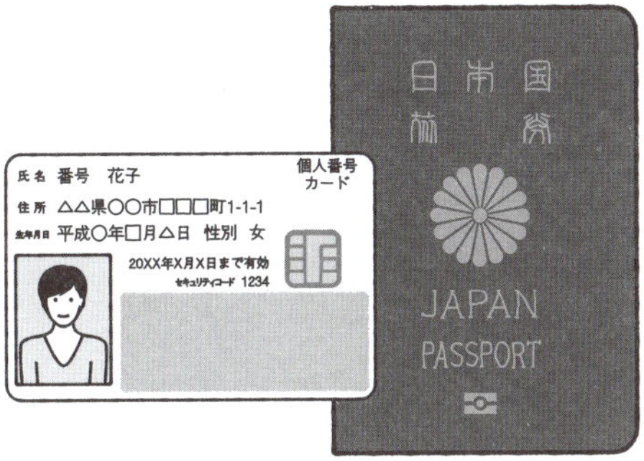

在家中重要的東西統一放在一起

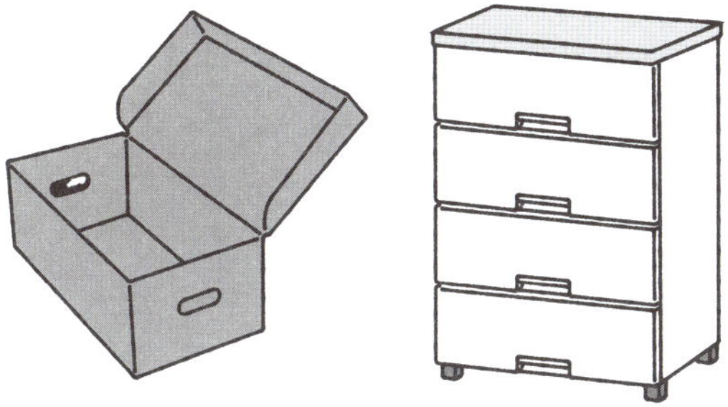

不整齊也沒關係，統一放入固定的盒子或是抽屜裡即可

善用能幫助找尋物品的工具

防止遺失的掛鏈

- 可以與包包中不想遺失的東西綁一起
- 有可伸縮的款式，只要輕拉掛鏈就可以找到東西

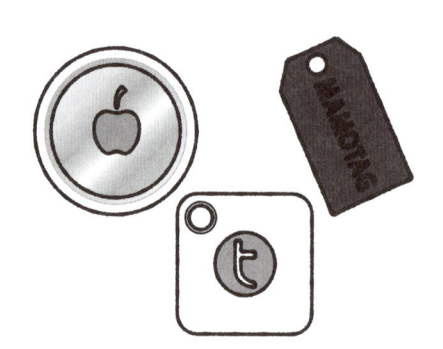

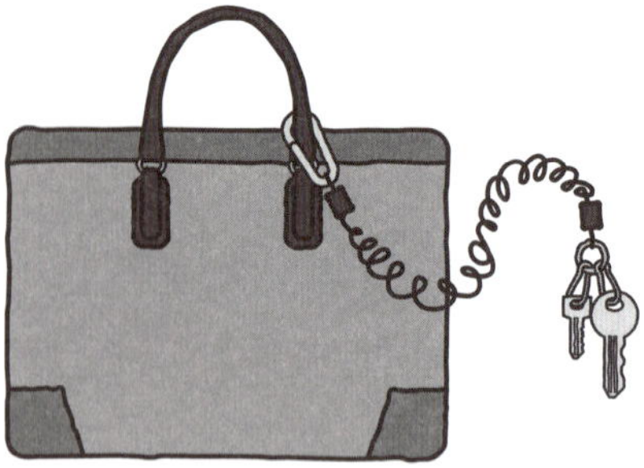

GPS晶片

- 可以跟不想要遺失的東西放在一起
- 蘋果公司出的AirTag是相當具代表性的防遺失工具

鑰匙防丟器（key finder）

- 找不到的時候可以使用定位器觸發晶片使其發出聲音，便於尋找

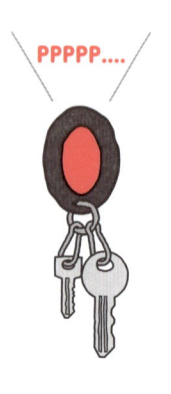

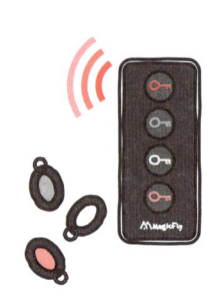

第 3 章

想解決育兒上的困擾

不要獨自承受，向周圍尋求協助

在育兒過程中，常需面對許多與發展障礙特性相衝突的挑戰。要臨機應變能力、溝通、多工處理等，要舉例其實根本舉不完。有發展障礙特質的母親們，實際付出遠超自我認知。請先肯定如此努力的自己。

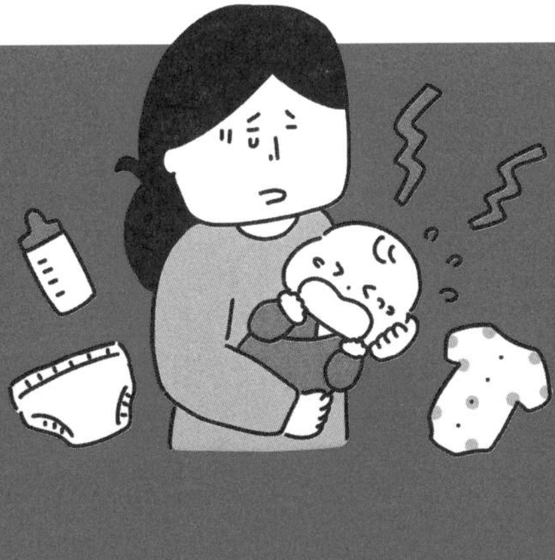

不知道如何面對孩子的發展障礙特質

對策

- 特性衝突需要依模式分類解決
- 早期療育是解決發展障礙育兒煩惱的關鍵
- 試著回想童年時期的自己作為參考

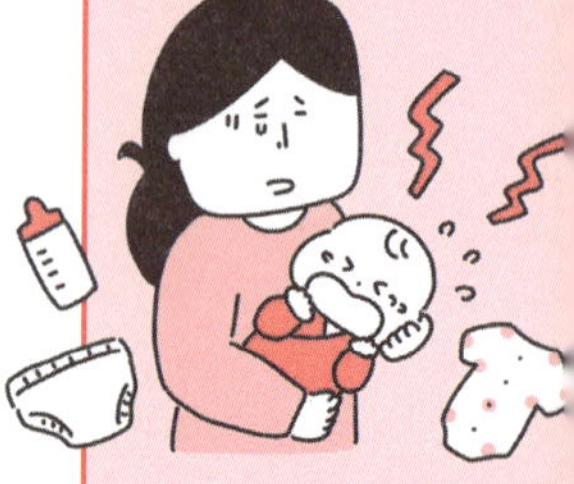

事例 我的孩子可能也有發展障礙的特質……

我的孩子好像跟其他孩子有點不太一樣。嬰兒時期不僅完全無法與人對視，也非常抗拒被人抱著。即將快要滿2歲了，但仍未學會任何語言。

因為很擔心所以和家人討論了一下，卻得到「是不是媽媽給的關愛不夠呢？」這樣的回應。每天照顧小孩都精疲力盡了，我到底還應該怎麼做才好？

原因 親子特質有所衝突

當父母與孩子都有發展障礙的時候，因為**雙方特質可能會出現衝突或摩擦**的狀況。

所謂的特質間的衝突或摩擦，大致可分成下面三種類型：①雙方講究的事情不同，而引起衝突。這是所謂的「過度講究衝突類型」、②對方的特質會刺激到自己的特質，產生壓力。這是所謂的「特性連鎖衝突類型」、③自己與小孩子不擅長的事情雷同，在教養上遇到瓶頸。這是所謂的「困難疊加衝突類型」。

自己有類似特質的好處便是更容易理解小孩子的心情及狀況，但也可能在育兒過程中深受特質互相摩擦的困擾而相當辛苦。

當媽媽本身就有發展障礙時，因為深刻了解在孩童時期會遇到那些困難，多抱持著**「因為了解小孩會有多辛苦，所以我一定要好好的協助」這樣的心情**。

沒有父母會想要讓小孩有不好的回憶。在育兒的過程中，因為有「這個孩子和其他的孩子有些不同，我要花更多的力氣輔助他」這樣的想法，在不知不覺間造成壓力，並且感到疲憊。再加上要同時顧及家事與育兒等複數作業，特別是這些家務包含許多有發展障礙的女性不擅長的內容，因此有發展障礙的媽媽比一般的媽媽來說，更容易感到疲倦。

疲勞會使我們腦內的運作變得遲緩、鈍化解決問題的思考力，也可能因此又延伸出新的煩惱。養育具發展特性孩子的過程中，常面臨多層面的教養難題。在疲勞的狀態下煩惱育兒瑣事，同時要兼顧育兒與特性考量，不得不打起精神。對身心更會是相當大的負擔。

解決方法 特性衝突需要依模式分類解決

特性衝突的類型大致分為三種。以下將依據類別提出相關的解決策略。

過度講究衝突類型的解決策略

因為對事情過於講究，導致親子產生衝突，這樣的狀況往往會是媽媽退讓，但也因此倍感挫折。這樣因為長期無法貫徹自身原則，媽媽將承受過度壓力。相反的，如果壓抑小孩的想法而由媽媽的堅持主導，則可能會給孩子造成相當大的負擔。

Column

初次求診的秘訣

以日本為例，由於預約常需長時間等候，所以建議一旦萌生求診的想法請立刻採取行動。部分醫療機構可能還需等待數個月～1年才能順利就診。可以的話請選擇有同時診治兒童與成人發展障礙的院所，如此一來，不僅可以針對小孩的狀況進行評估，自己有困難的地方也可以進行諮詢，會有相當的幫助。

因候診時間漫長，建議事先條列就診時需傳達的重點事項，先將想說明的內容做個筆記。與其拘泥於ASD或ADHD等診斷名稱，具體說明單純針對「自己遇到的困難」進行提問，可以得到更好的建議及幫助。

另需注意，部分醫療機構的初期發展檢查屬自費項目，並不包含在保險的承保範圍內，因此費用可能高達數萬日圓，預約時務必確認相關收費標準。

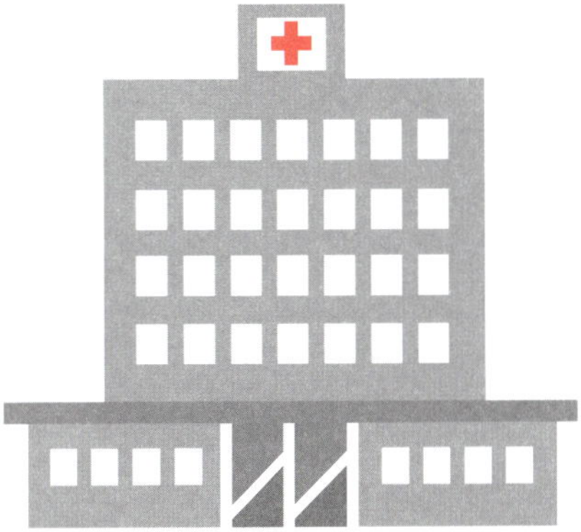

為了突破這樣的窘境，就必須**由媽媽調整對自己講究上的堅持**。

有些人覺得「正是因無法改變才稱為堅持」，但對有具有ASD傾向的人來說，如果這樣的改變是合理且有邏輯的話，基本上是可以彈性的進行調整自身的堅持。在育兒的情境中，需認知到，若不通融孩子的堅持，將導致孩子情緒爆發，並對自己造成莫大的壓力。這樣的狀況並不合理，所以必須調整。

在這樣的前提之下，試著重新調整自己堅持的事物。舉例來說，如果希望事事照著計劃進行的人，可以先擬定另一個孩子因為自我堅持而鬧脾氣時可以執行，更具包容性的計劃。

特性連鎖衝突類型的解決策略

有時候對方的特質會對自己的特質造成刺激，造成連續出現負面的影響。遇到這種狀況，首要之務是先**確實掌握自己與小孩的特質**。

雖然無法消除特質，但是可以透過策略的努力，減少受影響的程度。舉例來說，如果因為有聽覺敏感的情形而無法忍受小孩的哭聲，可以利用戴上耳罩等方式，從較容易應對的特性著手處理。

困難疊加衝突類型的解決策略

因為自己也不擅長而無法教導有發展障礙的小孩，也擔心出社會後因為不知道如何應對而生活上會遇到相當的困難時，可以善用「早期療育」支援。早期療育可以依照小孩的特質給予相對應的協助，相當令人安心。

另外，為了避免小孩在家裡模仿媽媽的行為，可**事先告知小孩「這不是正確的示範行為」**，當出現正在氣頭上要小孩「好好整理」，卻被回嘴「媽媽自己也都做不到」這樣的狀況時，可以試試「正因為媽媽做不到，所以想要你教一下媽媽」、「媽媽好想要有一個小幫手來幫忙啊」，用這樣的方式引導孩子完成該做的事。這樣的做法不僅可以避免讓小孩感到自卑，善加利用還能提高孩子的獨立自主能力。

早期療育是解決發展障礙育兒煩惱的關鍵

早期療育並不是用於治療發展障礙，而是**提供在有特質的狀況之下，如何在社會中互動的方法**。並不會刻意壓抑，或是矯正發展障礙特有的特質，可以安心的參與相關服務。

早期療育的內容通常會包含家人方面的照顧，也可諮詢育兒上遇到的煩惱，可以大幅減輕媽媽的煩惱及負擔。在發展障礙者的行政支援上，孩童可得到的協助比成人來

不同類型的衝突解決方式

1 過度講究衝突類型

- 在合理的範圍內調整自己堅持的事物
- 了解如果與孩子產生衝突反而會帶來更大的壓力，這樣並不合理

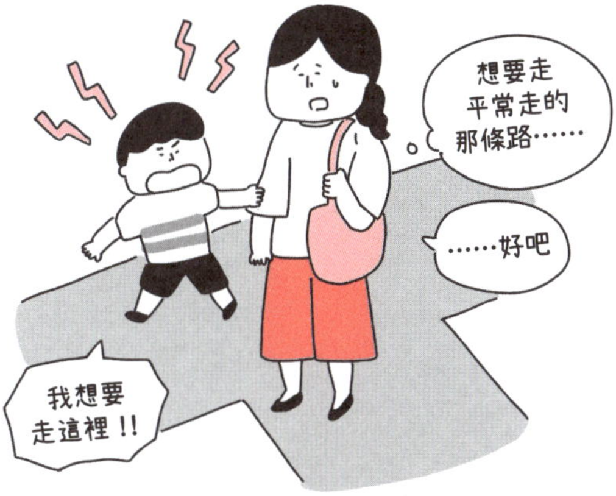
想要走
平常走的
那條路……
……好吧
我想要
走這裡!!

2 特性連鎖衝突類型

- 確實掌握自己及孩子的特質
- 針對特性選擇容易接受的應對策略

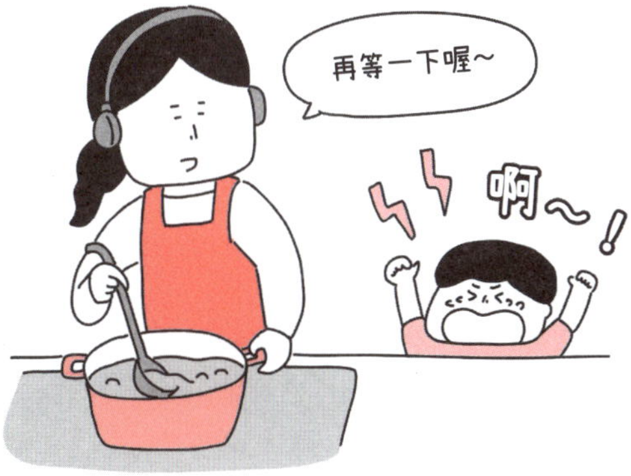
再等一下喔～
啊～!

3 困難疊加衝突類型

- 善加使用早期療育課程
- 把媽媽作為反面教材

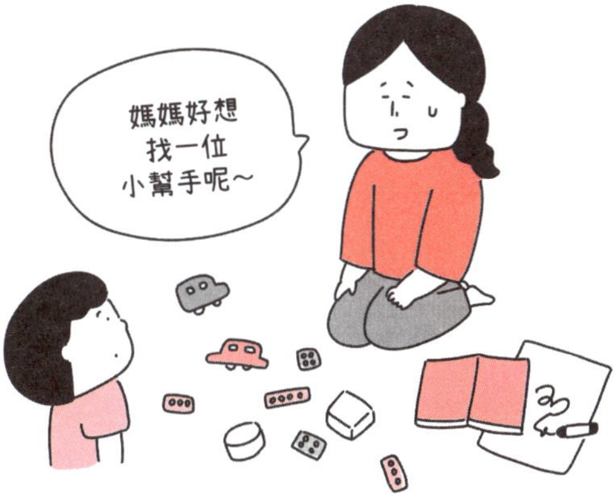
媽媽好想
找一位
小幫手呢～

得更多且完善，務必善用此資源。

以日本為例，除了兒童托育、協助安排進入經審核的幼兒園等直接的協助外，更有以家長為對象互相分享資訊的聚會、協助與先生的溝通等這類對家長來說非常有幫助的服務。

另外，建議在選擇小學時，可以進入有情緒輔助的資源班。資源班以往給人的印象是提供有智力障礙的小孩學習的地方。這類「情緒輔助資源班」則針對有發展障礙的小孩所設立，讓無法適應大團體學習環境的學生，可以在人數較少的小團體環境下學習。

社交技巧（打招呼、道謝）的練習、整理或儀容確認等，培養適應社會的能力，也可以針對個別需求進行調整學習。上課時也只是調整教學方法，內容與一般同年級的學生沒有差異，在銜接國中等升學時也不會有太大的問題。

在目前這個年代，比起30年前整體的支援體制完善了許多。**雖然的確仍會遭受到異樣的眼光，但是別害怕，好好的善用適合自己的各種支援服務吧**。

試著回想童年時期的自己作為參考

許多有發展障礙特質的媽媽，在童年時期經歷過與孩子相似的困境與掙扎。看著自己的孩子，是否常喚起以前的自己？能真正理解發展特性的感受，正是這些母親無可替代的優勢。現在也請試著回想自己的童年時光是抱著什麼樣的心情？又或是曾經希望獲得什麼樣的幫助？

以下將分享有發展障礙的媽媽們回顧童年時，期望成人能做到的事項。這些行為對成人而言或許微不足道，或自認是為孩子著想，但從孩子的角度來看卻常感到相當疑惑甚至不滿。孩子的敏銳度超乎成人預期，大人為了保有威嚴所做的掩飾其實也瞞不過孩子；反之，若大人願意道歉或展現脆弱，只要保持真誠態度，孩子也不會因此輕視大人。請反思自己是否正成為童年時期厭惡的那種大人。

但是，我們也只能說自己以前的經驗是個參考。沒有絕對的對與錯，也不要將自己的經驗強加於孩子的身上。畢竟時代及環境都已經不一樣了，雖說是親子但畢竟每個人皆有所不同，自己覺得好的事情也不太可能100%也適合自己的孩子。對自己有效的做法未必完全適用於孩子。不要執著於經驗、知識或是他人的建議，保持相當的彈性才是最重要的。

有發展障礙的媽媽們在童年時期想要及不想要做的事

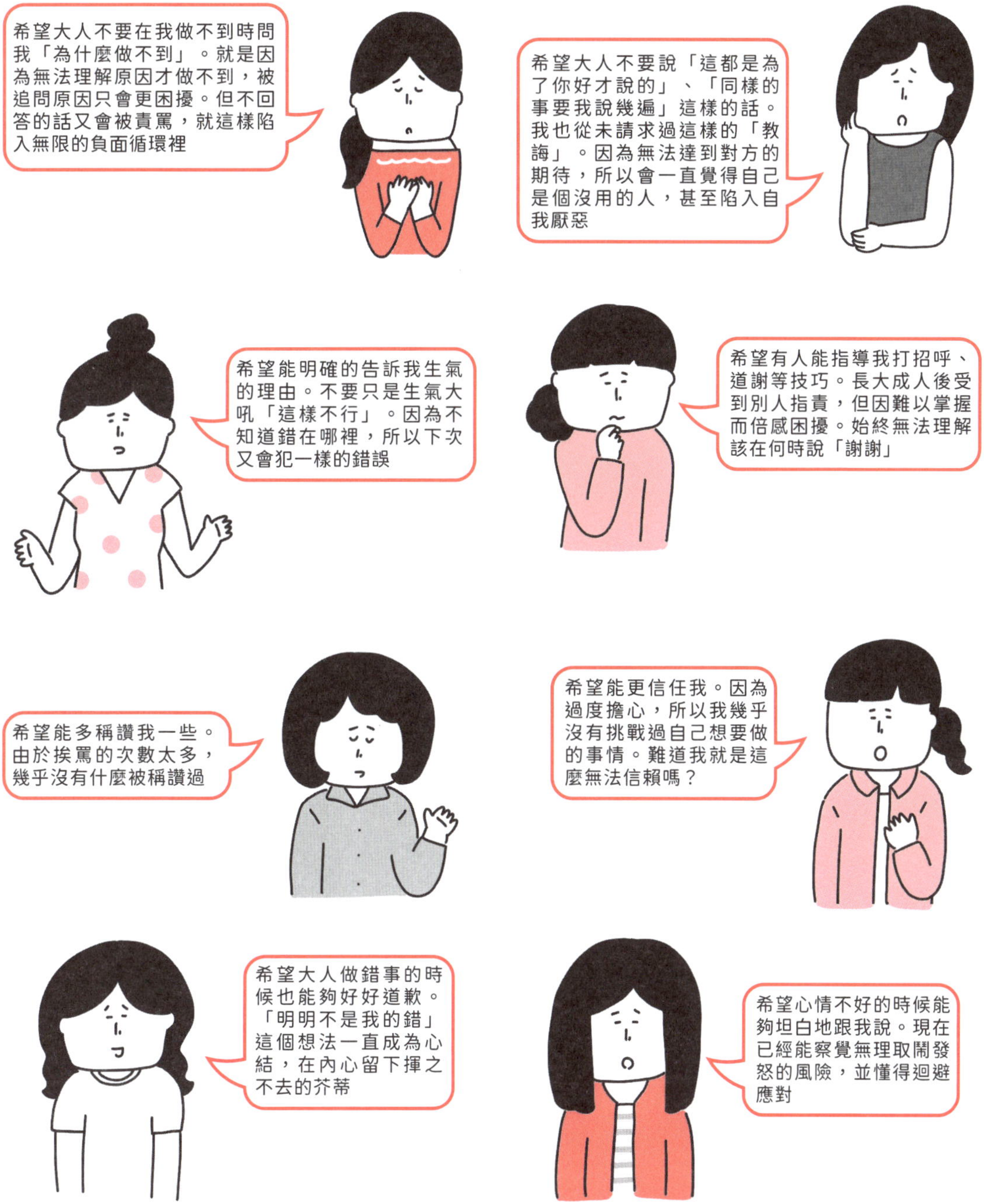
希望大人不要在我做不到時問我「為什麼做不到」。就是因為無法理解原因才做不到，被追問原因只會更困擾。但不回答的話又會被責罵，就這樣陷入無限的負面循環裡
希望大人不要說「這都是為了你好才說的」、「同樣的事要我說幾遍」這樣的話。我也從未請求過這樣的「教誨」。因為無法達到對方的期待，所以會一直覺得自己是個沒用的人，甚至陷入自我厭惡
希望能明確的告訴我生氣的理由。不要只是生氣大吼「這樣不行」。因為不知道錯在哪裡，所以下次又會犯一樣的錯誤
希望有人能指導我打招呼、道謝等技巧。長大成人後受到別人指責，但因難以掌握而倍感困擾。始終無法理解該在何時說「謝謝」
希望能多稱讚我一些。由於挨罵的次數太多，幾乎沒有什麼被稱讚過
希望能更信任我。因為過度擔心，所以我幾乎沒有挑戰過自己想要做的事情。難道我就是這麼無法信賴嗎？
希望大人做錯事的時候也能夠好好道歉。「明明不是我的錯」這個想法一直成為心結，在內心留下揮之不去的芥蒂
希望心情不好的時候能夠坦白地跟我說。現在已經能察覺無理取鬧發怒的風險，並懂得迴避應對

育兒的每一天都感到痛苦跟煎熬

對策

- 降低育兒標準
- 愛心滿滿的省力小秘訣
- 保有屬於自己的時間

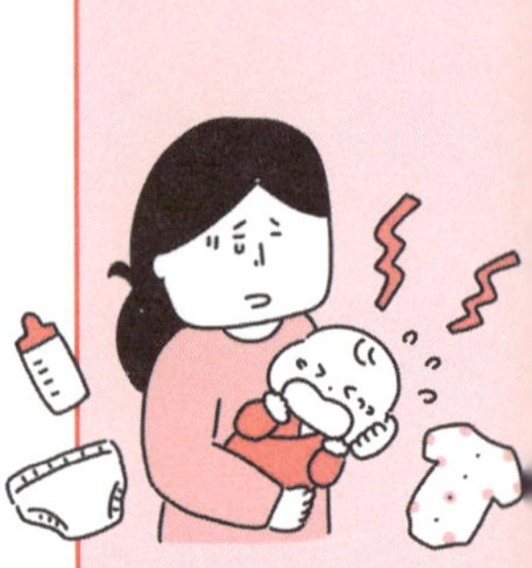

事例　我是不是一個失職的母親？

讓小孩試著自己穿鞋，小孩卻因為穿不上去而嚎啕大哭。

面對這樣的狀況我當場火冒三丈，忍不住大聲斥責，孩子被我嚇到後哭得更大聲了，因此陷入惡性循環。

尖銳的叫聲讓我的頭腦嗡嗡作響，更是沒有辦法忍受待在小孩的旁邊。明知道不該情緒化地大聲怒罵，應該要多體貼孩子一點，卻無法控制自己的無力感，讓我愈發厭惡自己。

不僅對小孩沒有耐心，明明是自己親生的孩子，應該會覺得他可愛，卻時常壓不住煩躁，甚至無法坦率地覺得孩子可愛。

難道我是一個失職的母親嗎？

原因　不自覺的完美主義造成心理壓力

有ASD傾向的人對於事情較為執著，因此**很容易出現強烈的「必須要這樣做」想法**。

這種強烈的想法會大幅影響到採取的各種行動，雖說有所堅持並非壞事，但必須要非常小心不要陷入當事情無法如願，感到自責或責怪他人的完美主義中。

另外，有發展障礙特質的人相當善於收集資訊，不管是從書上或是網站上都會找到許多關於「育兒就該如此」、「育兒跟我這樣做」等告訴你**應該怎樣做或是不應該做什麼的訊息，並也想要跟著實踐**。

當然，並不是要全盤否認這樣的狀況，但如果太多「必須要這樣做」的堅持，未能達成目標的過程中造成傷害的風險也會隨之升高。

在無法達到目標的情況下，內心可能就會出現「又搞砸了。我真是個糟糕的媽媽」這樣的想法，對自己感到厭惡。進而加重「下次一定要做好」這樣的心理壓力，但這種壓力反而導致更多失敗，更引發更深層的自我厭惡，陷入這種的惡性循環之中。

即使勉強成功了，「下次也必須做到」的心理壓力仍會持續作用，甚至將這件事情的成功認定為理所當然，這種情況下，只要下次稍有疏忽犯錯，會更加的受到打擊，仍會導向自我厭惡的結果。

解決方法

育兒的最大原則是「保持自身健康」

育兒最重要的原則是「**保持自身健康**」。在育兒的過程中，當聽到別人的教育方式時，很容易出現「我不再努力一點不行」這樣的想法，即便自己狀態不佳，也常會因「為了小孩我必須更努力」的心情而犧牲、勉強自己。

如果常常出現這種自我犧牲的狀態，在漫長的育兒過程中終將喘不過氣來。

孩子或許是比自己更重要的存在，但正因如此，才更應該讓自己保持在身心都健康的狀態，要讓自己能有餘裕的處理生活的事情，才是最重要的。

為了達到這樣的目標，以下三件事情就非常重要：①降低育兒標準、②愛心滿滿的省力小秘訣、③保有屬於自己的時間。讓我們逐一詳細探討這些要點。

降低育兒標準

有句「小孩有呼吸就算是成功」這樣的名言。大家是不是常常會在不知不覺中提高育兒標準呢。但降低育兒標準可能出現自我厭惡的狀況，因此**先試著將標準調降至自己能夠達成的範圍**。

在這過程中可能會覺得降低標準就像放棄育兒而產生抗拒，但請務必要將「保持自身健康」為最優先的大原則。降低標準並不代表放棄育兒。

即便標準不高，育兒的方法也不需要配合標準進行改變，可以維持以往的育兒方法即可。

然而，透過降低標準，原本被視為「理所當然該做到」的事，將被重新認知為「其實已經相當努力」，從而更容易提升自我肯定感。

另外，因為標準的調整相當自由，不必過度糾結。只需以「等適

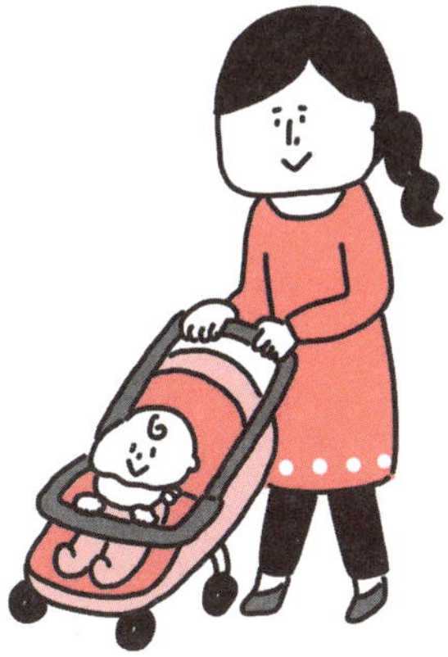

以「保持自身健康」為育兒原則吧

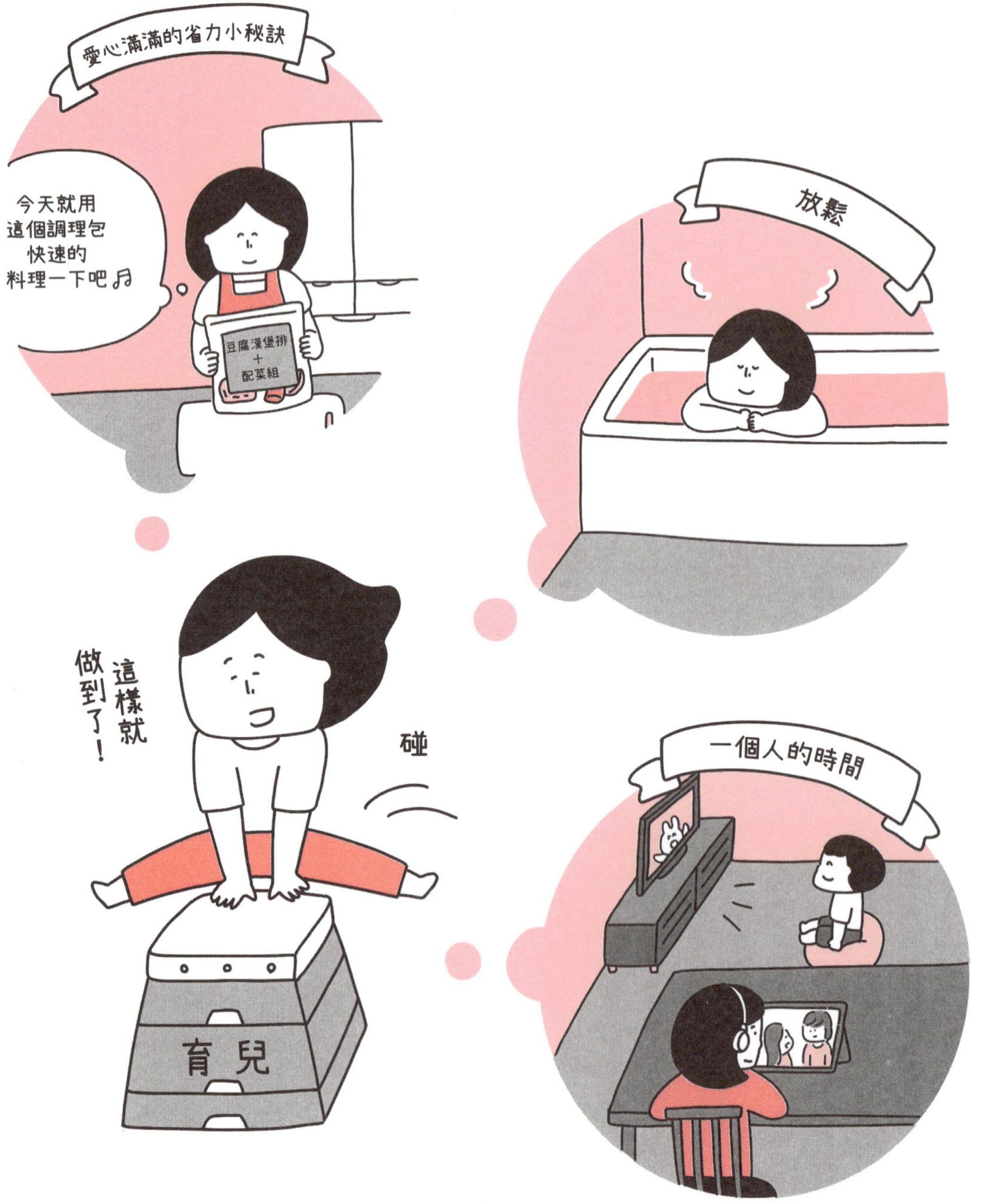
愛心滿滿的省力小秘訣
今天就用這個調理包快速的料理一下吧♪
豆腐漢堡排
＋
配菜組
放鬆
這樣就做到了！
碰
育兒
一個人的時間

應後再提高標準也行」的輕鬆心態，逐步解除自己的心理限制，調整育兒的標準吧。

愛心滿滿的省力小秘訣

有些人可能會認為省力就是缺乏愛心。但是這種省力的方法反而時不是這樣。

為了確保與家人有充分的相處時間，也能讓自己心理能更有餘裕舒適的和家人相處，**試試看愛心滿滿的省力小秘訣吧**。

舉例來說，學校的義賣需要提供手工藝品，先透過Mercari購買手作商品代替親手製作；或是在工作繁忙的日子，利用調理包解決晚餐問題，這樣就是充滿愛的省力小秘訣。

不僅限於育兒或家事，人生更是不可能一直保持全力衝刺。為了能夠全力奮戰，反而需要有適當放鬆時候。

盡可能減輕可減輕的負擔，才是對自己和家人真正有益的選擇。

保有屬於自己的時間

你有沒有「媽媽就應該一直待在孩子身邊」、「媽媽是沒有休息時間」這樣傳統的想法呢？

但媽媽也是人，會感到疲憊、也會覺得煩躁，這是身為一個人類理所當然會出現的情緒。

這時候需要的就去**打造屬於自己的時間**。比較專業的術語稱為喘息服務（respite care）。能委託他人照顧孩子時就託付出去，這段時間無論用來沉浸個人興趣或與朋友相聚都是好選擇。

不在育兒模式的狀態下重新充電，也能更有活力的迎接後續的育兒生活。

如果沒有人可以協助照料孩子，即便時間不長也沒關係，請盡可能的保有屬於自己的時間。

如果孩子年紀已經比較大了，可以跟孩子說：「媽媽現在會待在房間裡大概1小時」，以這樣的方式讓自己脫離育兒的狀態。另外像是慢慢悠閒的一個人泡澡，也是充電的好時機。幫自己好好地規劃，找出一個可以屬於自己的時間吧。

如果小孩子年紀還小，必須好好看著，這時可以播放電視台的教育節目，還有amazon prime或是Youtube Kids等，針對小朋友設計的節目，在小朋友欣賞影片的同時，在同個房間內戴上耳機看自己有興趣的影片，利用類似的方法，保有一個在心理上能夠稍微脫離育兒狀態的時間。

不只是育兒 就連其他事情也做不了

對策

○自我覺察是首要之務

○保持隨時都能尋求協助的狀態

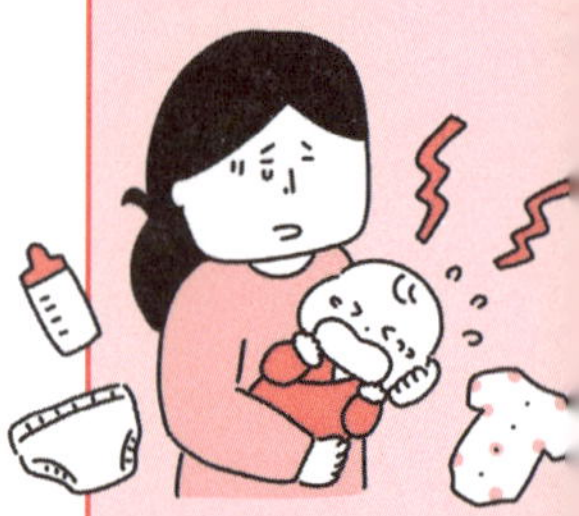

事例

明明應該要更努力一點……

又因為小孩的任性而暴走。看到他們哇哇大哭的樣子後又非常後悔，最近只要一點點小事就相當焦躁。即便想要收拾凌亂不堪的地板，整個人卻相當懶散躺在床上起不來。不管是工作或是家事都由先生一手包辦，育兒的事就得由我負責才行。

原因

無法求助

有發展障礙特質的人，無法掌握什麼樣的狀態應該要尋求協助，也因此常出現**無法求助**的狀況。「因為我是家庭主婦，育兒的事情本來就應該自己處理」、「因為是媽媽所以育兒的事，自己不應該說出喪氣話」、「其他的媽媽都做得到，應該是我不夠努力」，就像容易把所有事情都攬到自己身上，想靠自己解決。不需要用「因為身邊◯◯，所以……」這樣與周圍的人比較做判斷，而是以自己為中心，客觀的評論是否有需他人協助的必要。

解決方法

首先要對自己產後憂鬱或因育兒出現的精神官能症狀有所自覺

「明明是自己的孩子卻不覺得他可愛」、「後悔生了小孩」，如果出現這樣的想法，就很有可能是產後憂鬱或是精神官能症的狀況。「覺得自己小孩不可愛的自己沒有當媽媽的資格」、「跟其他人商量這樣的

產後憂鬱、育兒精神官能症的代表性症狀

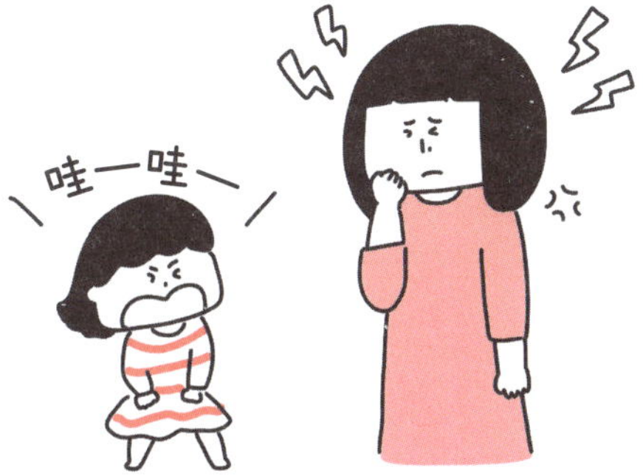

變得覺得自己的小孩不可愛

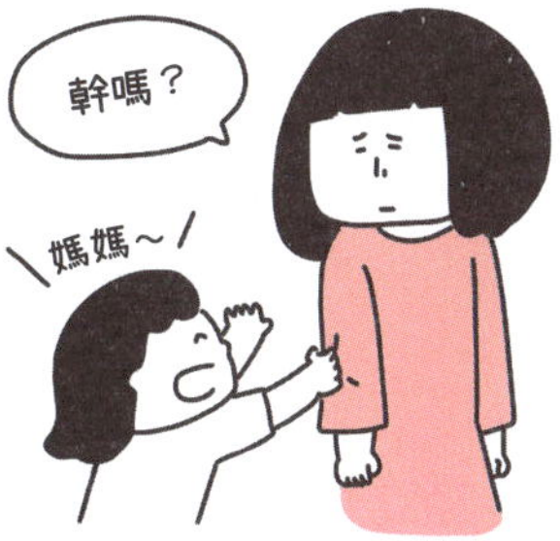

沒辦法用笑容面對孩子

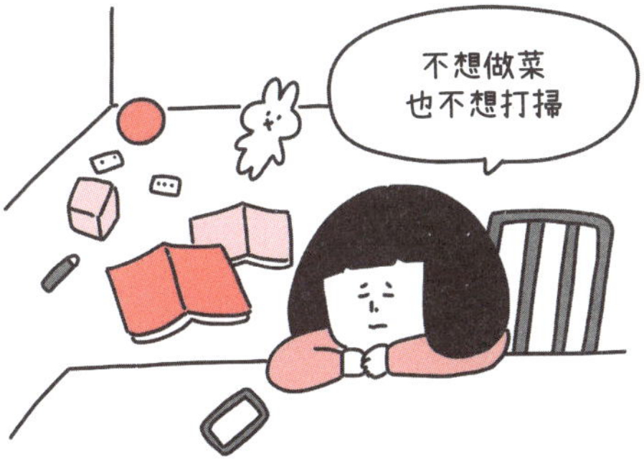

什麼事情都提不起勁

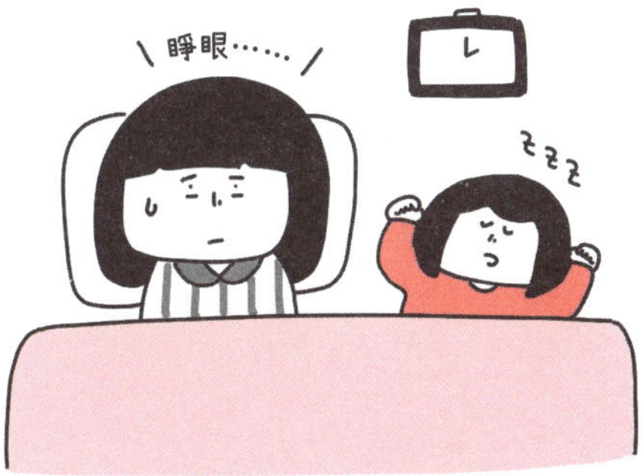

睡到一半突然醒來

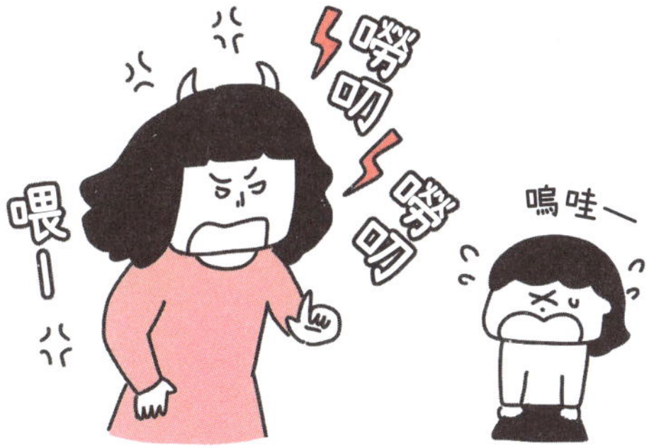

容易焦躁、暴怒

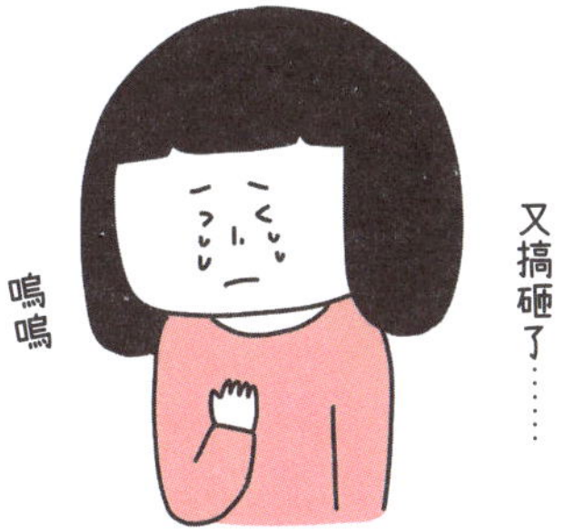

無法原諒自己、討厭自己

事情一定會被笑吧」，因為這樣想所以無法找人求助，一個人煩惱所有的事情，也因此使得病情惡化。

產後憂鬱及精神官能症是任何人都有可能得到的疾病，絕不是因為「媽媽的愛不足夠」、「媽媽的心靈過於脆弱」才會出現。能**有所自覺是治療的第一步**，如果有出現上述症狀的人，請找專門醫生或是能信賴的人討論看看。

保持隨時都能尋求協助的狀態

可能也會出現做了許多努力但狀況無法好轉的情形。這時候**請試著找到可以尋求支援的地方**。不管是向誰尋求協助都可以，請試著找到自己最不會排斥的地方尋求協助。

在判斷這個對象或是團體是否適合作為自己的諮詢對象時有個小秘訣，那就是**觀察對方是否能站在自己的立場著想**。如果是和會回覆「這是因為你愛不夠的關係吧」、「小朋友也太可憐了」這樣的對象討論，反而可能會倍感受挫成為壓垮自己的最後一根稻草。

在事前詢問時禮貌應對、感覺友善的人或是團體大多是可信賴的諮詢對象。

不管發生什麼事，只要有人願意和自己站在同一陣線，有事的時候便可以放心的與其討論。諮詢的方式可以透過電話、郵件、LINE等，可以選擇適合自己的聯繫方法。

如有可能是產後憂鬱或是精神官能症的話，可以**試著諮詢身心科或精神科**。如果對去醫院就診有所排斥，也可以先和平常會討論育兒問題的人聊聊。像在日本有些地區會舉辦產後憂鬱家長的聚會，可以聽聽看有相同煩惱的人的意見。

如果孩子有發展障礙特質的話，在日本各地也有針對家中有發展障礙兒童的家長所舉辦的活動（這類活動在日本被稱為「親の会」），可以看看自己所著的區域是否有這類活動，也可以透過「親の会」的網站上查詢。

如果快忍不住對小孩動手或出現忽視（放棄育兒）的狀態時，請撥打免費諮詢專線。

找到可以提供協助的地方

- **找到可以信賴的人或是團體**
  試著跟不管發生什麼事情都能站在自己的立場替自己著想的人討論
- **如果可能是產後憂鬱或精神官能症的話，需考慮前往醫院評估**
  或是跟身心科或是精神科的醫生聊聊
- **如果已到了極限請撥打免費諮詢專線**
  臺灣國民健康署於101年建置免付費孕產婦關懷諮詢專線0800-870-870

代表性的諮詢窗口——以日本為例

公家機關

●發展障礙者支援中心

提供有發展障礙的人整體協助的專門機構。針對發展障礙特有的狀況，與保險、醫療、社福、教育、勞動等相關單位聯繫，不知道該與哪一個單位聯繫的話，非常建議先到發展障礙者支援中心諮詢看看。

●兒童諮詢單位

講到兒童諮詢單位，大家多會認為這是協助處理受虐兒事務的機構。但此單位如其名，只要是跟小孩相關的各種事情都可以提供建議及諮詢。

●教育諮詢單位、教育中心

由各地方政府建制，提供不只教育，還有包括不登校、發展障礙等諮詢服務。

私人團體

由有志人士組成的團體，提供有相同煩惱或是困擾的朋友可以聚在一起討論或是分享資訊的地方。但因受到新冠疫情的影響，有些聚會採線上的方式舉辦，有興趣的人可以試著搜尋看看。以下將介紹幾個代表性的團體。

●親の会

由日本全國各地有志人士營運，提供家中有發展障礙孩童的家長參加的聚會。可以試著以「（自己的居住地區）、親の会、發展障礙」為關鍵字搜尋看看。

●產後憂鬱聚會

雖這類的聚會不多，但的確有專為有產後憂鬱的婦女舉辦的聚會活動。

●發展障礙當事人協會、自助會

以發展障礙當事人為主的聚會活動。也稱為自助會。在kokuchpro（日本的全方位活動管理與集客平台）中進行搜尋，便可確認在自己居住的區域是否有舉辦針對發展障礙當事人的線下或線上聚會。

與媽媽友＊的相處令人感到痛苦

對策

- 慢慢地透露自己的弱點
- 與媽媽友維持最低限度的互動
- 利用APP尋找合得來的媽媽友

事例

無法切入媽媽友之間的對話

一直無法切入媽媽友之間的對話。明明見過好幾次面，但每次都會冒出「這位是哪個孩子的媽媽啊？」這樣的疑問，完全記不起來對方是誰。

本來就很不擅長記住別人的長相跟名字，媽媽友的話還要連同小孩子的名字一起記住，更是難上加難。不僅如此，身邊的媽媽友甚至連其他家的孩子學了些什麼才藝、住在哪裡等附加資訊都瞭若指掌。

即使在媽媽友們的對話中也總覺得格格不入，至今也沒有親近的媽媽友。很擔心這樣的狀況會不會影響到自己的孩子。為了孩子也想更妥善地經營與媽媽友的關係。

原因

不擅長女性間特有的溝通模式

一般來說，女性間的溝通特別需要同理及觀察的能力。舉例來說，如果有人提出想法討論，她想要的並非解決策略，而是希望能產生「我懂，很辛苦對吧」這樣的共鳴，或是有人能在「那個人有點令人困擾啊」這樣的抱怨中，**聽出「那個人」以及「令人困擾」指的是什麼意思**。但是這種針對文字上的分析及猜測，對ASD傾向的人來說相當有難度，也因此讓對話無疾而終。

另外，因為**健忘**這樣的特質，常出現不僅無法記住媽媽友的對話內容，甚至連名字都記不住而影響到溝通的狀況。

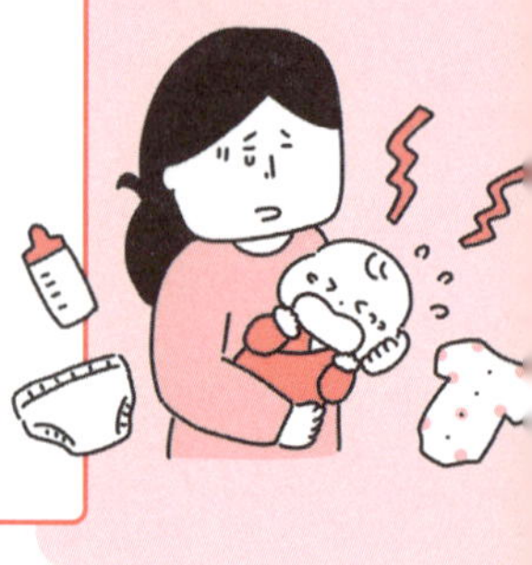

＊「ママ友」，日式社群文化特殊用語，指「因育兒場合結識的母親社交圈」。

解決方法

慢慢地透露自己的弱點

慢慢的透露自己的弱點。「我其實記不太住大家的名字，如果下次見面又再問一次的話，請多多包涵」像這樣，先簡單地告知自己的狀況，如此一來就比較不容易引起誤會。

大多數的女性有極佳的觀察及記憶力，也因此只要稍微表達自己不擅長的事情，對方多能迅速察覺才是。

這種時候也**沒有必要**以「我有ADHD」這樣的方式**直接的告知對方自己的特質**。因為這樣的表達方式反而容易讓對方產生「必須有所顧慮」這樣的壓力。因此只需要表達自己不擅長的事情是什麼，大概這樣就可以了。

利用APP尋找合得來的媽媽友

不需要勉強自己與他人變得親近，即便覺得與媽媽友間維持最低限度的互動即可，但實際上還是有些人可能會有「想要找到合得來的媽媽友」這樣的想法。

在日本近期有推出**媒合媽媽友的APP**，如有這樣的需求可以試著使用看看喔。

Column

與媽媽友維持最低限度的互動

應該有不少人抱有「必須和媽媽友變成好友」、「一定要認識媽媽友」這樣的想法，但也聽到不少媽媽前輩表示其實只要與媽媽友維持最低限度的互動即可。會這麼說是因為我們想像媽媽友間的關係會影響到小孩間的相處，但事實上並非如此。因為小孩有屬於小孩的社會互動，不管是好是壞，大人都不好介入。也很少聽到因為沒有媽媽友導致小孩人際關係不佳等情形，反過來說，即使媽媽友成群，也不代表孩子在校內就會成為風雲人物。

媽媽前輩們除了建議將和媽媽友維持最低限度的互動外，還有許多人分享「比想像中更為重要」的人際關係其實是與「學校老師」的互動。特別當自己的小孩有發展障礙的狀況時，便有必要讓學校老師確實地理解這樣的狀況。像是在家裡的狀態、在學校可能造成的問題等，都事先與老師討論比較好。不管是為了孩子在發生問題時便於處理，或是想要與媽媽友維持良好關係的人，都可以先與老師討論。也可詢問老師「關於我家孩子有發展障礙的狀況，是否先在家長會的時候告知其他家長必較好呢？」畢竟當有問題發生，老師勢必會介入處理，也因與老師間的互動就更為重要了。

沒有媽媽友就沒有辦法透過社群媒體拿到活動的照片，有些不方便。但是，如果一直受到人際關係的束縛，不僅無法放鬆，甚至會倍感壓力。其實不只是和媽媽友之間的關係，在人際互動上保持彈性才不會過於疲勞，這樣的觀念非常重要。

日本代表性的媽媽友媒合APP

● Fiika
（フィーカ）

- 僅限孕婦、媽媽使用的服務
- 有相當豐富關於就讀幼兒園所需的資訊
- 可與幼教老師、育兒支援服務等單位聯繫

● mamatalk
（ママトーク）

- 可尋找住家附近媽媽友的APP
- 不限居住場所，也可以依孩子的年齡、媽媽的工作及興趣等，尋找有共通點的媽媽友

● mamagirl-link
（ママガールリンク）

- 可以分享資訊的APP
- 容易找到興趣相投的朋友
- 會從個人檔案自動媒合並推薦適合的媽媽友

● OYABAKA
（オヤバカ）

- 如果只想要透過APP聯繫，OYABAKA會是最佳的選擇
- 採匿名的方式可以放心使用
- 可以輕鬆分享自家小孩的照片或影片

第 4 章

想調整易疲累的體質

疲累是身心放出的訊息

明明知道健康最重要，卻總是不自覺地忽視自己身體疲勞的狀況。疲勞雖然非疾病，卻是身體發出的警訊。正因為必須要堅持下去，才更有必要正視身體因疲倦而發送出的訊息。讓我們思考如何與疲勞建立良好互動模式吧。

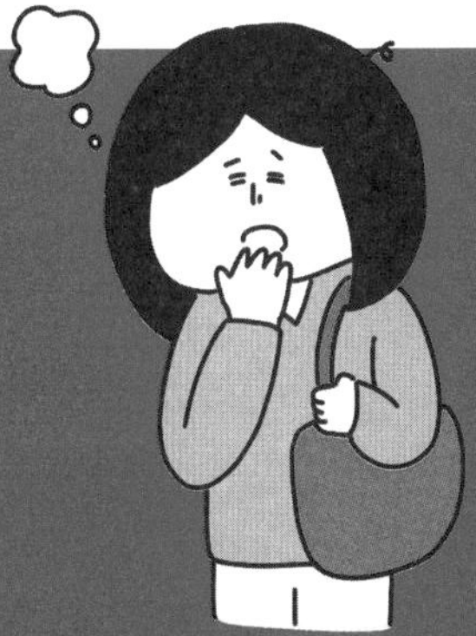

無法維持洗澡或刷牙等固定作息

對策
- 截斷疲倦循環，尋找替代方案
- 儘早察覺是否陷入自我忽視的狀態

事例
每天都過得很緊張

下班回到家就馬上窩到暖桌或床上，玩手機一不注意就睡著了。沒有洗澡也沒有刷牙，就這樣直接睡著了。

一醒來已經早上了。昨晚不僅沒有卸妝，隱形眼鏡也還戴著。電燈也都沒關呢。忍不住覺得「自己真的是搞砸了」對於這樣的自己深感厭惡。但因為要上班還是在出門前沖了個澡。

明明才星期二卻已經精疲力盡。

這麼說來，上一次好好泡澡是什麼時候呢？原本計劃是下班回家後應該要先做家事，可以的話再讀點英文才對。結果到頭來只能指望假日完成，然而真到了假日，卻又還是整天躺平發懶。

原因
疲倦與發展障礙的特質有直接關聯

發展障礙的其中一個特質是**發展性協調障礙**。協調運動指的是將數個動作組合成一個動作執行，像是邊跳邊轉動繩子的跳繩運動、手腳分別進行不同動作的收音機體操等，都是協調運動的典型例子。對於這類運動感到困難或極度不靈活的人，即可能具有發展性協調運動障礙的特質。

有這樣的特質，往往難以有效率地運用身體動作，比起其他人更容易消耗更多能量。例如在街上散步時容易與他人相撞、在沒有障礙物的地方莫名容易跌倒，類似這樣看似細微的狀況若不斷累積，便可能導致過度疲勞。

另外，**過度專注、過動、衝動的特質也會消耗大量能量**，造成疲

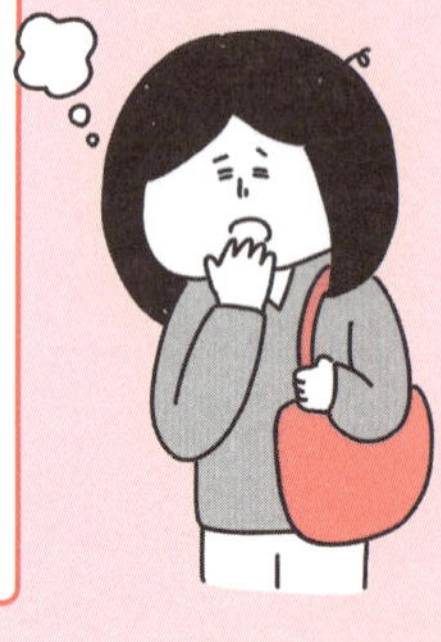

倦。當進入過度專注的狀態，會忘記時間的流逝，完全不休息的執行同一項作業。

因此也導致許多人在脫離過度專注的狀態後，往往會感到排山倒海的疲憊感襲來，其他的事情都做不了。這種情況下，多數人是在無意間進入過度專注模式，導致疲勞控制總是慢半拍。

此外，有ADHD且有過動或是衝動特質的人，比起其他人更常活動身體，因此使消耗的能量也更多，更容易感到疲倦。

除了身體上的過動，也有大腦過度活躍的案例。因為同時思考數件事情，腦袋不停運轉，到傍晚時大腦因為過度疲勞而斷線，才發現「今天明明沒做什麼事卻感到非常疲倦」。

確保到睡覺前最有效率的作息

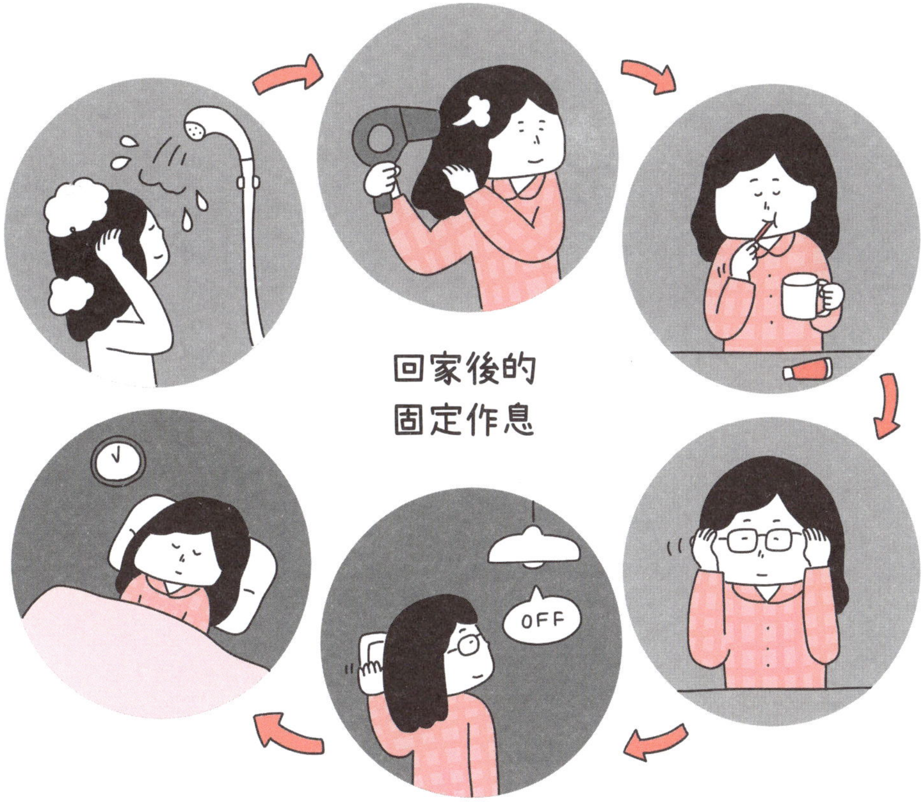

解決方法

截斷疲倦循環，尋找替代方案

因為太過疲倦而無法維持好好泡澡或完成刷牙等固定作息，氣力用盡就這樣直接入睡。結果疲勞未能充分消除，隔天又得度過精疲力盡的一天。

為了要跳脫這種疲倦的循環，**就必須找出不管多累都可以用最少的力氣及時間完成最低限度固定作息的方法**，這個觀念非常重要。問題不在於感到疲憊本身，而在於疲勞殘留容易影響到隔日的狀況，逐漸累積成疲勞負債的惡性循環。

睡眠是恢復疲勞最簡單的方法，為了確保自己能有充足的睡眠時間，就需要找出能在最短時間完成該做的事情流程。舉例來說，如果自己必須做到的睡前條件為「7個小時的睡眠、房間要暗、摘掉隱形眼鏡、需穿著睡衣、刷完牙齒、身體乾淨」，就要確保有可以完成這些事情的時間。訣竅在於回家後，趁著還沒坐下休息前，就完成所有該做的事情。

一但坐下來後就可能因為懶得起來，就這樣懶散的開始使用手機。為了避免陷入不小心就睡著的循環，回到家裡後，先馬上消毒手指、洗澡、刷牙、吹頭髮、保養皮膚、卸下隱形眼鏡、關燈上床、準備睡覺，擬定能夠將這一連串的流程，盡量在30分鐘內全部完成的行動計劃。

在疲憊不堪的日子，覺得要完成上述流程很困難的時候，可以用爽身濕巾擦身體代替沖澡、以漱口水代替刷牙等，建議像這樣，**事先準備好替代方案**。善加利用左頁介紹的便利小物也會有相當大的幫助。

特別是感到疲憊的日子就更應該確保有充足的睡眠時間，所以其他的事情就盡可能地輕鬆處理，這樣的觀念非常重要。

不過要注意，別讓替代方案變成每天的常態。如果明明確保有充分的睡眠時間但卻無法消除疲勞、每天還是覺得精疲力盡的人，就需思考是否有睡眠品質不佳或是睡眠障礙的可能。有這類困擾的人，請參考第100頁「想要解決睡眠的煩惱！」這個單元。

儘早察覺是否陷入自我忽視的狀態

「明明時間充足也沒有特別疲倦，但是卻因為覺得麻煩，什麼事情都提不起勁，最近甚至洗澡都覺得麻煩，講到刷牙更是覺得費力。之前如果沒有做這些事還會稍微有點罪惡感跟不舒服，現在連這種感覺都沒有了。啊~好麻煩啊！」如果持續出現這樣狀況的人需要特別小心。這樣可能進入了**自我忽視**（自我放任）的徵兆，比起身體的疲累感，更可能是因為心理的因素引起疲倦。

便利小物

爽身濕巾

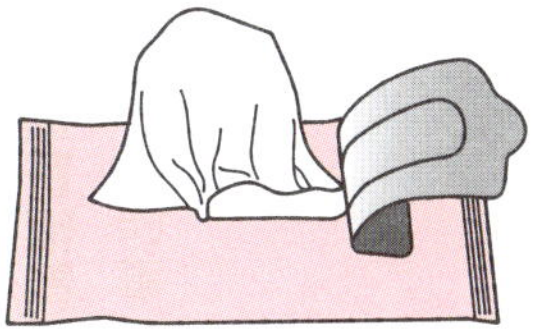

以擦拭代替洗澡

乾洗髮

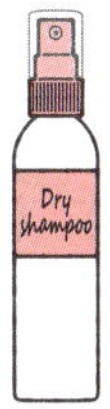

不用水便可達到洗頭的效果。只需要塗抹到頭髮上並按摩，便可變得清爽。當覺得吹頭髮麻煩時這種商品相當便利

卸妝棉

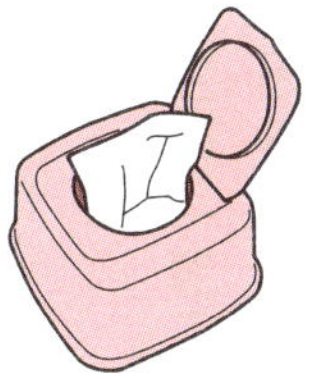

有抽取式的選擇，輕輕鬆鬆完成卸妝

電動牙刷

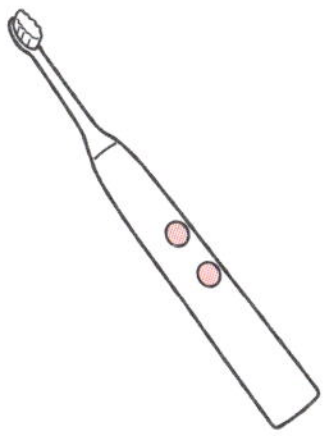

比起一般牙刷可以更快速的完成刷牙的步驟

漱口水

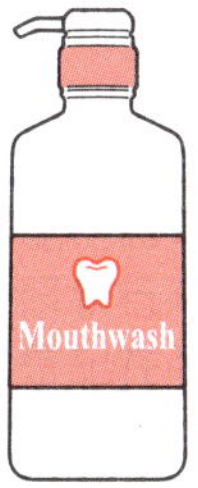

簡單的清潔口腔

自我忽視指的是因精神上的不安或壓力，導致對自己漠不關心，並影響到生活的狀況。例如飲食、洗澡、刷牙等，這些以前可以做到的事，最近卻不知道為什麼累到無法完成。自我忽視被視為自我傷害的一種類型。如果有感覺到徵兆需儘早採取對策。

有所懷疑的人，可以使用第99頁的「自我忽視檢核表」確認是否有類似傾向。如果檢核表中的敘述有達到5個以上的話就須特別注意，最近符合敘述的項目增加的人也需特別小心。即早發現警訊，便更容易採取應對行動。

發現自我忽視的狀況後下一步該怎麼做呢？

自我忽視的狀況會在有煩惱、焦慮或是人際關係疏離時出現。即便覺得與他人接觸相當麻煩，假日常常窩在家裡的人，應該要**下定決**

心安排外出與他人互動，透過像這樣的安排轉換心境，在家裡也更能有動力做其他事情。

如果在假日遇到同學或同事會感到疲累，可以與有相同興趣的友人相約，參加相關聚會等也是不錯的選擇。沒有利害關係可以輕鬆對談，達到充電的目的。筆者原本也是喜歡窩在家裡，個性比較內向的人，但藉由舉辦活動、一個月一次與素未謀面的人說話，生活反而變得豐富了許多。因為有發展障礙這樣的共通點，即便第一次見面會有些害羞，但仍然能沒有太多顧慮的侃侃而談。

尋求協助

自己的狀況越趨惡化就越難尋求外界的幫忙。如果家裡只是稍微不整潔可能還願意找人幫忙整理，但如果真的相當髒亂，不想被其他人看見的心情會越來越強烈，也因此更難尋求協助。

這樣的狀況不限於整理這件事，當困擾自己的事情越來越嚴重，到底要向誰尋求協助、會對誰造成困擾，這些事情會讓當事人越來越焦慮，也因此無法求助。

這種時候，重要的是**要意識到「自己正處在連求助都做不到的困境」**。大部分的人陷入困境的時候，視野會變得狹隘，並出現「必須想辦法解決」這種自責的情緒，無法全面檢視自身狀態。如果在自我忽視檢核表中有勾選超過8個項目的人，建議先從找人諮詢自己的狀況開始。

如果沒有家人或是朋友可以討論的話，不妨尋求行政機關或地方政府相關單位的協助。可以先從撥打免費諮詢專線開始，試著發出求救訊號，表達自己的狀況。

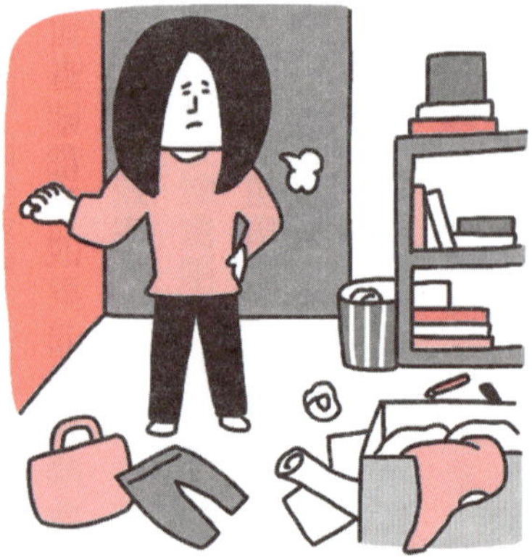

改善自我忽視的方法

●下定決心外出走走

有時人際關係淡薄正是問題根源，此時不妨果斷與他人見面轉換心情，反而能讓生活重新湧現活力

●參加興趣相投的同好會

與沒有利害關係的人互動交流，或是和同為身為發展障礙的人見面，有時反而能讓生活變得更能注入活力

●對自己感到困擾的狀況有所自覺

陷入困境時會使自身視野變得狹隘，甚至出現自責的狀況。因此需要訓練自己客觀掌握並俯瞰自身處境的能力

●試著找人聊聊

不要因為擔心可能會讓對方感到困擾而不敢求救，首先試著找人聊聊。如果沒有家人或朋友可以討論，也可以利用行政機關或是地方政府相關單位等資源

自我忽視檢核表

- □ 沒有檢查信箱。裡面塞滿了郵件或傳單
- □ 覺得洗澡很麻煩。稍不注意就好幾天沒有洗澡
- □ 懶得倒垃圾，垃圾堆積如山
- □ 在家幾乎都待在床或暖桌等能躺平的地方。除非是去上廁所，不然幾乎不起身移動
- □ 連假日也懶得出門購物辦事，就這樣窩在家裡一整天
- □ 即便身體不適也覺得去醫院很麻煩
- □ 懶得走到垃圾桶前，就先隨意的把垃圾放在旁邊
- □ 連刷牙都提不起勁，有時候一整天完全沒刷
- □ 該辦的行政手續或帳單繳費遲遲不做
- □ 看到手機通知就煩，想著要回覆卻拖好幾天
- □ 因為不想動所以也懶得吃飯。有時不考量營養就隨便的叫外送或吃泡麵打發一餐
- □ 晝夜顛倒或一整天都在睡覺，生活作息混亂
- □ 想不起來上次認真打掃是什麼時候

想要解決睡眠的煩惱！

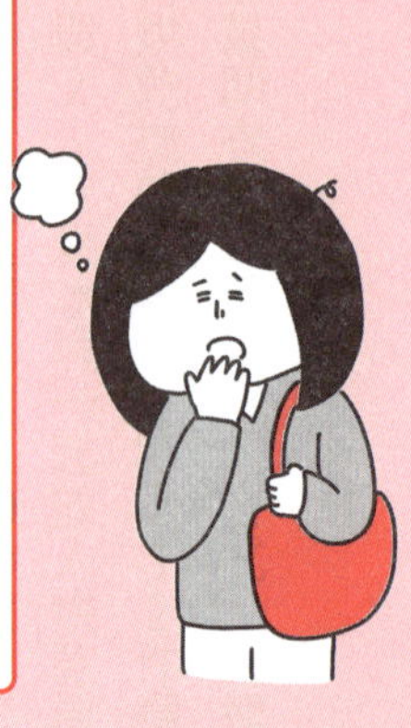

對策

○利用便利小物改善睡眠品質

○為提升夜晚入睡效率，需從白天開始有意識地規劃

事例 不管怎麼睡還是好想睡

上課時、會議時、吃飯時、甚至開車的時候。明明知道「這時候絕對不能睡」，卻還是抵不住睡魔襲來。

一到晚上卻變得異常清醒，躺在床上玩手機玩了2個小時。知道再不睡不行，但是卻毫無睡意。

最恐怖的是隔天一早，鬧鐘聲音響徹雲霄，鬧鐘以最大音量響到第三次時才勉強醒來。前兩次鬧鐘響起的時候我竟然完全沒有發現。起床的瞬間依然感到疲憊，完全沒有剛起床時應該會有的神清氣爽的感覺。

週末時想說要補眠，就不設定鬧鐘，打算徹底睡個夠。當醒來的時候已經是中午過後，明明已經睡了很久，但還是覺得整個人莫名嗜睡又昏沉。無奈只好一整天賴在床上，結果睡眠時間確實很充足。即便如此，到了星期一起床的時候還是很痛苦。到底是為什麼呢？

原因 生理時鐘容易感到混亂

對有發展障礙的人來說，要**維持早睡早起這種規律生活**相當有難度。因為發展特性的原因，過度專注時常導致時間感喪失，不知不覺就超出預期時間。另外，因為感官敏感當受到刺激的特質常引發自律神經失調，進而影響睡眠。有時候因為焦慮的想著「絕對不能睡著」而大量攝取咖啡因，卻導致晚上無法好好入睡。

發達民常會出現**睡眠障礙這種**

次發性的症狀。因為睡眠障礙導致隔天的身體狀態不佳，出現失誤或是打盹的情形，又或是因為焦慮跟緊張導致晚上無法好好入睡，陷入這樣的惡性循環中。

煞費苦心也還是無法解決失眠的困擾的人，請前往有專門治療睡眠問題的睡眠中心等醫療院所進行諮詢。

解決方法 利用便利小物改善睡眠品質

如果用鬧鐘還是沒辦法順利起床的人，要不試看看另一種喚醒自己的方式呢？使用會發光的鬧鐘，比起使用聲音的鬧鐘，感受上會更舒適，也可以調整人體的生理時鐘。

特別推薦的是**Amazon Echo Show系列**。這是一款有附螢幕的智慧型音箱，當接近設定的鬧鈴時間，畫面會漸漸變亮，鬧鈴的聲音也會逐漸加大，以更舒服的方式喚醒正在睡覺的人。

另外，也有可與智慧型手機同步的穿戴型裝置，只要像戴手錶一樣戴在手上，不僅可以偵測目前的健康狀況，也可以在較淺眠的時候以震動的方式，在不影響其他人的狀況下叫人起床。

Column

智慧音箱是相當優秀的秘書

智慧音箱有許多相當便利的功能，是有發展障礙的人必備的實用小物。不僅能掌握今日天氣、新聞、喜歡的音樂等資訊，更可與自己的行事曆同步，告知今天安排的行程。更方便的是可以用語音辨識輸入待辦事項，有健忘困擾的人務必試試。

只要說「Alexa，請幫忙設定提醒」，就可相當快速便捷地完成設定。省去手寫筆記及輸入智慧型手機等繁雜瑣事。除了Amazon有這類的商品外，Google及其他廠商也有類似的商品。可以用「智慧音箱」作為關鍵字搜尋看看。

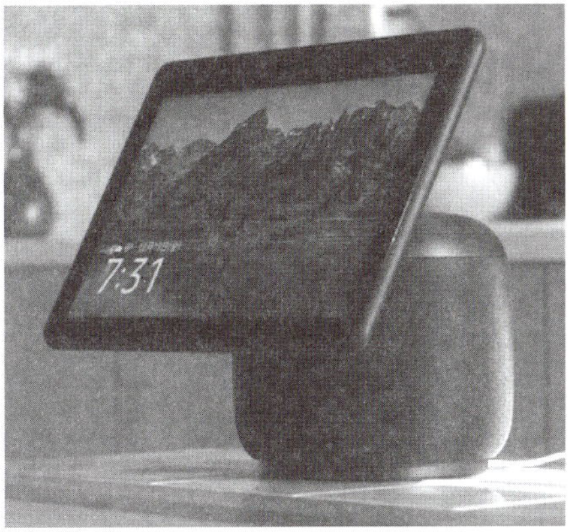

Amazon Echo Show

改善夜間入睡品質的實用技巧

為了改善夜間入睡品質，需要在白天時讓自己**至少有30分鐘的日照時間**。沐浴在太陽光下人體會分泌血清素，這種又被稱為「幸福荷爾蒙」的物質會在夜間轉化為誘導睡意的「褪黑激素」，從而提升入睡效率。值得一提的是，血清素具有預防憂鬱症的效果，而除了日照之外，舞蹈或慢跑等規律性運動也能增加其分泌量。

也可以透過攝取助眠保健食品來改善。雖然無法立即見效，但是一步步補充缺乏的營養，漸漸的體質就會有所改善。特別在因為生活作息不規律而出現營養不足的狀況時，可以考慮利用保健食品。

另外，**傍晚後需控制咖啡的飲用量也會有相當的幫助**。咖啡因的提神效果約可維持4~6小時，如果在傍晚時飲用，就易影響到晚上的睡眠品質。

保持身體溫暖也非常重要。當人體的體溫下降會自然而然的產生睡意。若身體從一開始就受寒，體溫便無下降空間，自然難以產生睡意。建議可以在睡覺時間前的2~3個小時洗澡，讓體溫逐漸下降的過程中自然誘發睡意。

在睡前1個小時調暗房間整體燈光也是相當有效的做法。建議調至平常亮度的一半即可。因為進入眼睛的光線量變少，便可促進褪黑激素的產生。

對於容易受到雜音難以入眠的人，可以**試著使用白噪音播放器**。白噪音類似類比電視中雪花雜訊的沙沙聲，可以遮蔽掉其他噪音，據說有助眠及提升專注力等的效果。無論是阻絕由外面傳來的警鈴聲，或是家人觀看電視這類的嘈雜聲，都能阻隔這些干擾睡眠的噪音，幫助入睡。Marpac的Sleepme是代

有助改善睡眠的保健食品範例

GABA：具有舒壓功效的成分

甘胺酸：可提升睡眠品質的一種胺基酸

色胺酸：人體必需胺基酸之一。可轉換為血清素

褪黑激素：具有調節睡眠及清醒週期的荷爾蒙

萱草：從沖繩被稱為「忘憂草（金針花）」的植物中萃取而來的成分

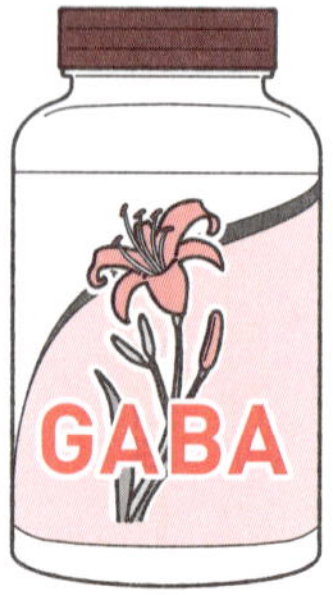

表性的商品。大概七千日圓左右即可購得。

睡前飲用花草茶或熱水也有助眠效果。慢慢飲用熱水可以使體溫上升，有穩定睡眠的效用。不僅有排毒效果，更是有美肌的功效。花草茶在此特別推薦的是Yogi Tea的Bed Time以及CELESTIAL的Sleepytime。具有放鬆作用，能引導進入睡眠。

應該有不少人曾經有在閱讀過於艱深的書籍後感到昏昏欲睡的經驗。我們可以利用這樣的狀況，**在床邊放一本哲學書等深奧的讀物**，在睡不著的時候稍微閱讀以幫助入眠，也是一種方法。此外，應該有很多人習慣在睡前使用手機，但是手機螢幕的藍光會使人變得清醒，因此並不建議養成睡前使用手機的習慣。

當閱讀較為艱澀的書籍時，大腦內會分泌一種可舒緩身心的β-內啡肽來消除痛苦。這種物質具有鎮痛等效果，已知會引發睡意。

原理雖不一樣，但目前市面上也有專門為促進睡眠設計的書籍。這類書籍的文章中，巧妙嵌入許多隱喻性帶有睡眠自我暗示的文字，讀著讀著就會神奇地產生睡意。非常推薦《只要閱讀就能進入深層睡眠的10個故事（暫譯，読むだけで深～い眠りにつける10の話）》這本書，或是以小朋友為目標讀者的助眠繪本《好想睡覺的小兔子》。

即便睡不著，只要閉上眼睛躺下，就能讓大腦進入休息模式。因此不必對「睡不著該怎麼辦」這樣的想法而感到驚慌，讓自己放鬆心情躺進被窩即可。

睡眠相關煩惱可以到診療睡眠問題的醫療單位諮詢

睡眠障礙包含了失眠、嗜睡等相當多種不同的症狀，有可能因為心理因素引起，也可能因為生理狀態導致，睡眠上的煩惱不管是症狀或起因都因人而異。大多數的人會前往身心科或是精神科進行諮詢，如果還是找不出原因的話，建議可以前往專門治療睡眠問題的睡眠中心進行諮詢。相關資料可以參考日本睡眠協會官方網站。

筆者因在睡覺時會出現過動的狀態，不僅睡相不佳還會出現大聲說夢話的症狀，此外，因為在準備就寢時腳會一直覺得怪怪的，而服

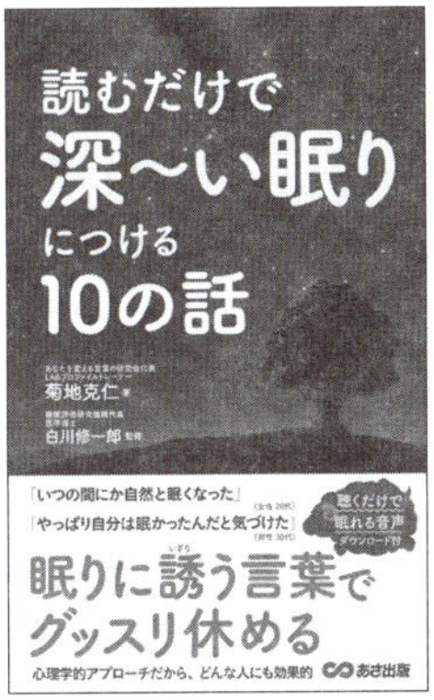

《只要閱讀就能進入深層睡眠的10個故事（暫譯）》菊地克仁著、白川修一郎監修（ASA PUBLISHING CO. LTD.）

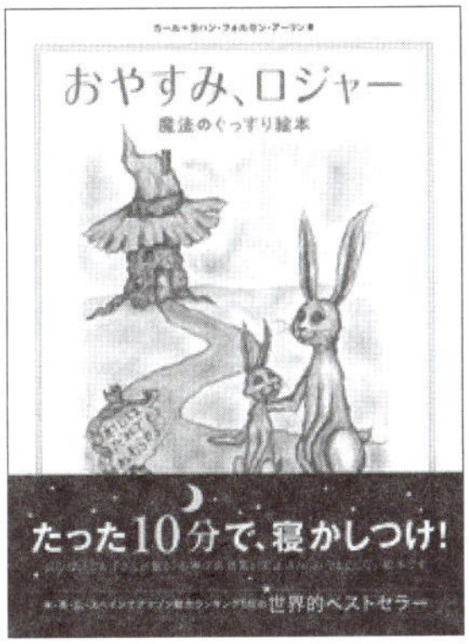

助眠繪本《好想睡覺的小兔子》卡爾－約翰・厄林著、三橋美穗監修（飛鳥新社）

用由睡眠相關醫療單位提供的處方藥物後，這些狀況即獲得緩解。

想了解自己睡眠品質的人，可以利用手機的應用程式「Sleep Meister」進行檢測。除了有淺眠狀態下提醒的功能外，也可將睡眠品質製成圖表或以數值呈現，甚至還能錄下打呼或是說夢話的聲音。只要戴上穿戴型裝置或是Apple Watch，更能詳細分析睡眠狀態。也可使用貼片式可黏在手上的「睡眠貼布」進行偵測。

Sleep Meister的設定方法

1 可詳細設定音樂及音量等偏好

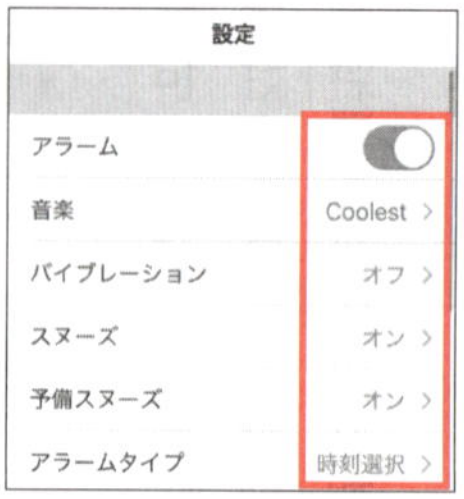

設定
アラーム
音楽
Coolest
バイブレーション
オフ
スヌーズ
オン
予備スヌーズ
オン
アラームタイプ
時刻選択

2 設定起床時間❶按下START❷

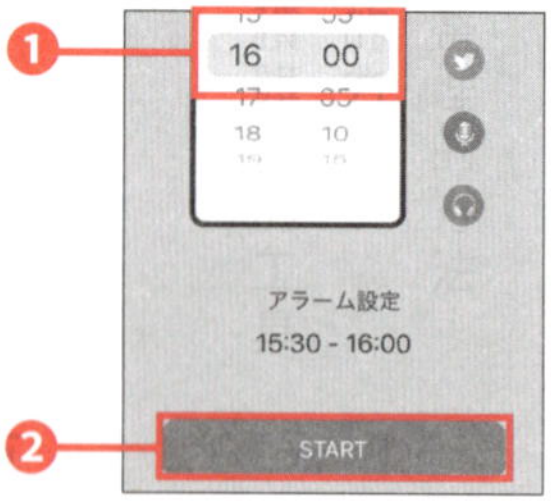

3 將手機放在枕頭旁

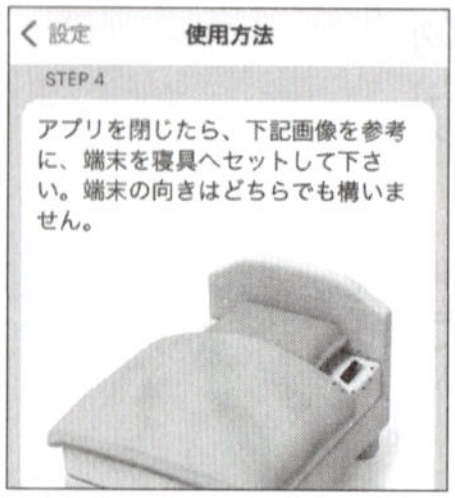

改善夜間入睡品質的方法

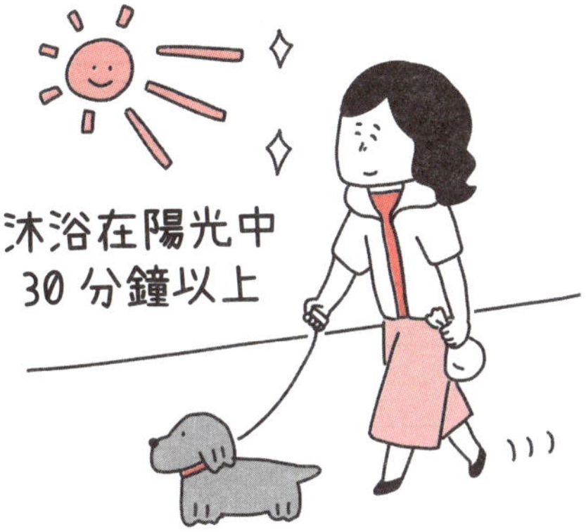

沐浴在陽光中
30分鐘以上

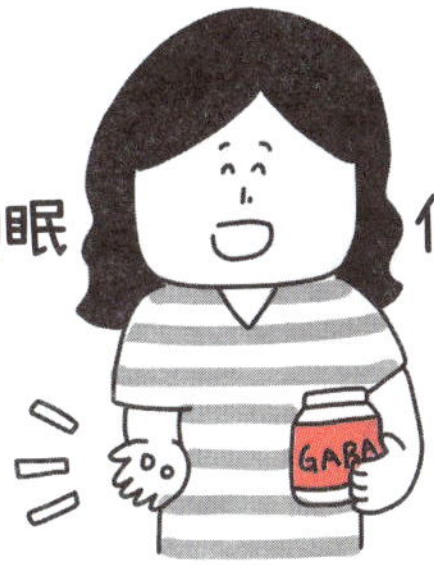

補充助眠保健食品

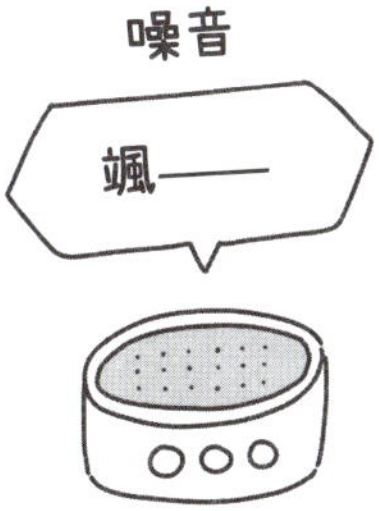

使用白噪音播放器
對抗噪音

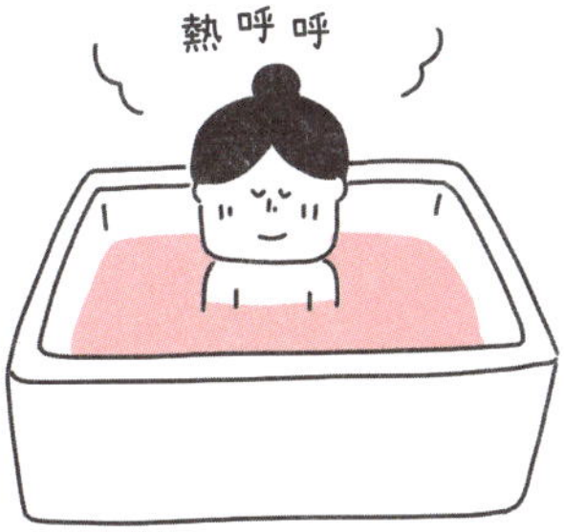

讓身體變得暖和

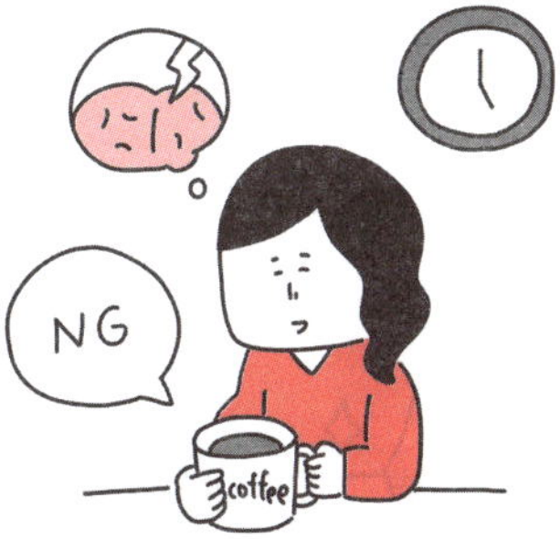

傍晚之後
不喝咖啡！

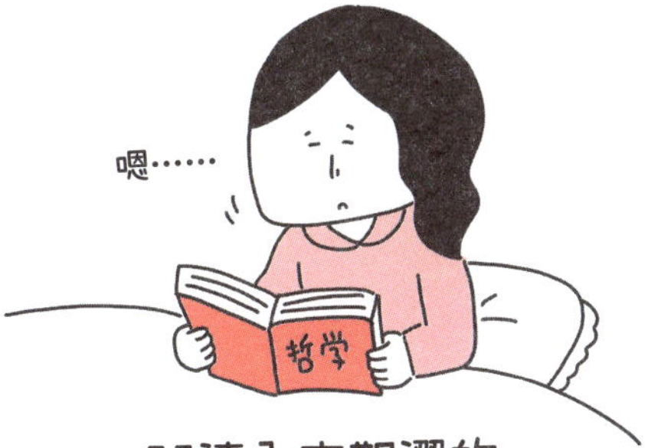

閱讀內容艱澀的
書籍

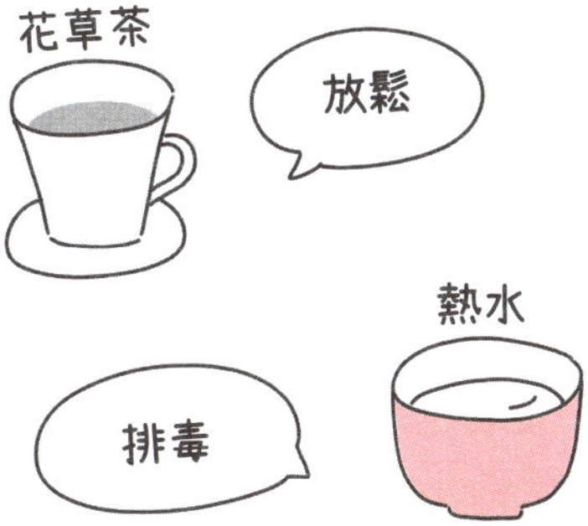

建議的飲品

養成良好睡眠習慣的一日行程

	內　容	筆　記
7:00	使用會發光的喚醒鬧鐘＆智慧型手錶的震動功能喚醒自己。拉開窗簾讓太陽照進房內享受日光浴。今天天氣晴朗真舒服！用APP確認昨天的睡眠品質。以分數的方式呈現非常易於理解。 **建議的鬧種款式** 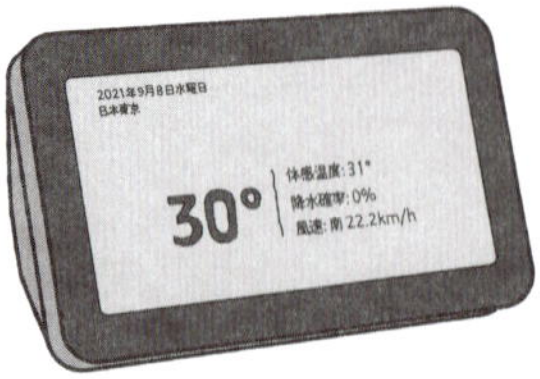 附有螢幕的智慧音箱 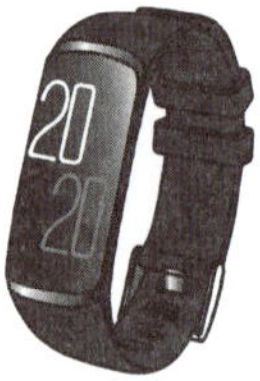 智慧型手錶 可攜式裝置 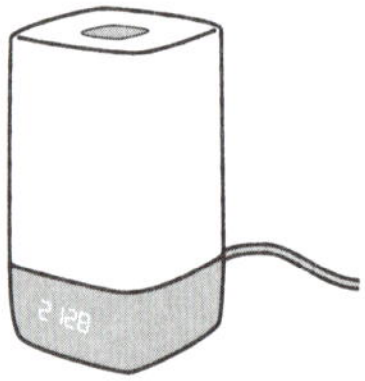 會發光的喚醒鬧鐘	・如果使用智慧型手機的鬧鐘，因為音量較大，交感神經突然受到刺激，容易出現疲勞感 ・建議利用光線或是自然音效喚醒自己 ・也有可透過逐漸抬升靠背來喚醒的床具 ・可使用手環式穿戴裝置或是利用智慧型手錶的震動功能作為鬧鐘 ・可以測量你的睡眠品質，因此也能在睡得比較淺的時候設定鬧鐘叫你起床。 ・早上沐浴在陽光下有重置生理時鐘的效用，讓人更容易起床 ・陽光可使人體生成被稱作血清素的荷爾蒙，由血清素轉換的褪黑激素則有助眠的效果 ・早晨起床後應刻意安排15～30分鐘的日曬時段再開始活動
7:05	詢問智慧音箱今天的預定行程。對了，今天必須去郵局一趟才行。	・智慧音箱不僅可以告知今日行程，也可以確認天氣狀況，超級便利 ・一早確認今天的行程，心情上也更有餘裕
	今早還有點時間，好好吃一頓早餐吧。味噌湯、白飯、煎蛋捲、納豆。嗯～非常地美味！	・盡可能的維持吃早餐的習慣 ・吃早餐可以促使腸胃蠕動，自律神經也會跟著覺醒 ・建議在起床後的1小時內吃早餐 ・早餐選擇富含色胺酸的食材 ・色胺酸是合成血清素的原料，這種腦內激素能調節自律神經 ・乳製品及豆類製品富含大量的色胺酸 ・香蕉也是一種方便攝取色胺酸的食材

	內　容	筆　記
8:30	通勤時不要用手機，讓眼睛好好的休息。想看的書籍可以用有聲書的形式，以聽的方式代替，悠閒的度過通勤時光。	• 手機造成的眼睛疲勞和藍光會對睡眠產生不良影響，建議刻意安排不用手機的休息時段
10:00	如果忙於工作，可用智慧型手錶設定「久坐鬧鐘」。利用這樣的方式提醒自己稍作休息，到外面呼吸一下新鮮的空氣。	• 曬太陽可以促進血清素生成 • 血清素是製作有助眠功效的褪黑激素之原料
12:30	午餐過後瞇個15分鐘休息一下。下午也要好好加油！	• 午睡可幫助大腦消除疲勞，藉此提升工作效率 • 午睡的時間抓在15～30分鐘間 • 如不遵守這樣的時間規劃，容易導致生理時鐘紊亂而影響到睡眠的效率 • 如不午睡，閉上雙眼放慢呼吸也一樣有休息的效果
15:00	下午的休息時間就喝點無咖啡因的南非國寶茶吧。	• 為了不要對晚上的睡眠造成影響，下午3點後需注意咖啡因的攝取
18:00	工作結束，輕鬆地散步回家。今天也辛苦了。	• 不要做太過激烈的運動，可以提升睡眠品質
19:00	晚餐吃雞胸肉料理。不僅能帶走疲勞還相當美味！	• 晚餐要在睡前3小時前解決 • 口味較為濃重的料理容易對腸胃造成負擔，導致睡眠品質下降，需適度食用 • 雞胸肉含有可以去除疲勞的咪唑二肽
21:00	在浴缸放40°C的熱水泡個15分鐘的半身浴。泡澡的時間真的是太享受了～	• 沐浴應在就寢前1～2小時進行最理想 • 睡覺時因為體溫漸漸下降，便可自然入睡
22:00	手機自動切換成夜間模式。竟然這麼晚了啊。泡完澡後做一下伸展放鬆一下，享受悠閒的時光。燈光切換成間接照明，稍微有點睡意了。	• 睡前盡可能避免過於明亮的照明，切換成間接照明 • 讓身體轉換為睡眠模式
23:00	手機放在桌上充電，設定好空調定時。準備上床睡覺，晚安～！	• 床只在睡覺時使用。如此一來只要一躺到床上，身體就會切換到睡眠模式 • 睡前隨意地使用手機會打亂入睡的節奏，要非常注意 • 夏冬兩季要設定好空調的時間 • 睡眠期間的室溫設定至關重要，避免因溫度調節導致身體無法充分休息

突然身體不適

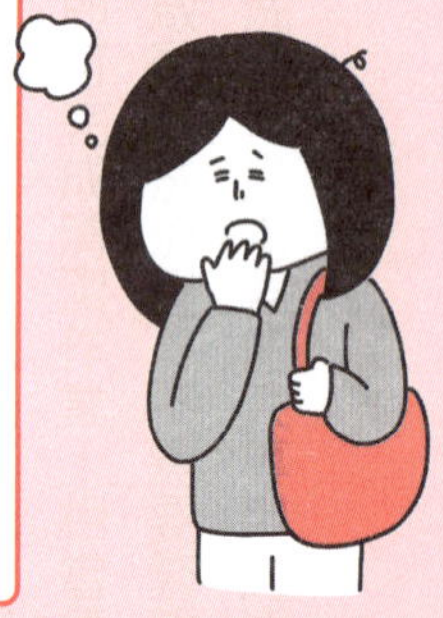

對策

- 使用智慧型手錶或是穿戴裝置掌握身體狀態
- 每週安排一天完全休息日
- 找到適合自己可以消除疲勞的方法

事例

直到昨天身體都還沒有什麼異狀……

昨天明明都還很有精神，今天卻燒到了39度，一步也動不了，事前一點徵兆都沒有。明明有重要的工作要完成，看來今天是沒辦法工作了。

朋友也告訴我太常出現「突發性的請假」了，但是就真的每次都到身體狀況很糟的時候才會發現。如果早點發現的話，就可以先告知對方「最近身體狀況比較不好，這次的行程可以調整嗎？」但總是到最後才發現。這樣的話大家會越來越不信任我吧，這樣的情形讓我感到相當焦慮。

原因

因感覺遲鈍所以不易察覺身體的不適症狀

感官敏感是ASD較為人所熟知的特質之一，但也有人出現相反的**感官遲鈍**的狀況。一般來說會注意到的疼痛或刺激，因為遲鈍而無法察覺。

有些人可能沒有察覺到像是「可能有點累了」、「最近好像有快感冒的感覺」這些細微的身體狀況變化，等到發現的時候已經嚴重到必須臥床休息的程度。如果對於疲倦或自己身體的狀態感覺較為遲鈍的人，就有相當大的可能是有感官遲鈍的問題。

解決方法

使用智慧型手錶或是穿戴裝置掌握身體狀態

利用智慧型手錶或穿戴裝置將

身體的疲勞程度視覺化呈現為一種應對方法。說到智慧型手錶，若為iPhone使用者，可以使用Apple Watch，若是Android的使用者，則建議使用Fitbit系列產品

這類型的產品除了可記錄步數或消耗熱量等活動數據，也有偵測睡眠狀態的功能，如此一來便可以得知「今天活動量多少、睡眠品質如何」等資訊。將無形的疲倦及睡眠品質以視覺化呈現，不僅可以得知自己消耗了多少體力，更可以在身體狀況不佳的時候提醒自己「今天不要太勉強」，用這樣的方式避免突發性的身體不適。對於會因突然過於疲倦而睡著的人，這類型的產品有相當大的幫助。

智慧型手錶不僅可以偵測身體的健康狀態，還有可讀取手機上的通知、GPS定位、數位錢包、音樂播放等豐富的功能。如果有預定行程或是提醒設定也會發送通知，健忘的人非常建議購入有類似功能的智慧型手錶。

智慧型手錶統整表

手環式穿戴裝置		智慧型手錶	
・從價格來看比起智慧型手錶更易入手 ・電量一次可使用數天～數週，省去充電的麻煩 ・有許多戴起來舒適又輕巧的選擇		・比起手環式穿戴裝置機能更為豐富 ・可以確認電話及LINE等訊息 ・有支付功能，可省去拿出手機的麻煩	
〈vivosmart〉 ・Android、iOS ・價位在18000日圓左右 ・電量約可維持1週 ★有獨特的量測功能，可量測能量等級及壓力等級	〈Mi Smart Band〉 ・Android、iOS ・價位在6000日圓左右 ・電量約可維持2週 ★可確認訊息，價格友善推薦初學者使用	〈Fitbit 智慧手錶〉 ・Android、iOS ・價位在20000~35000日圓左右 ・電量約可維持數天 ★功能與Apple Watch相近，價格更實惠，性價比高	〈Apple Watch〉 ・限iOS ・價位在21000~60000日圓左右 ・電量約可維持18小時 ★具有iPhone使用者無可挑惕的高性能，但價格也較高

但是高性能的智慧型手錶所費不貲，如果只需要「健康管理功能」的人，可選擇手環式的健康管理穿戴裝置即可。雖然功能上不如智慧型手錶多元，但是多數產品價格實惠，並且也能夠確實提供完善的身體狀況監測。此外，許多手環的電池續航力可達1~2週，可以減少頻繁充電的麻煩也是一大優勢。

每週安排一天完全休息的日子

不容易發現自己身體疲勞的人，即便尚未出現疲態，也可先**安排好強制休息的日子**。這一天盡可能的不要外出購物也不要做家事，可以睡覺或是放空，盡可能的讓自己充飽電。

即便不是太重要的行程，但就因為這項安排，必須提前做好外出的準備，選衣服、整理外出物品、搜尋前往的路線等，越想就又出現越多必須要做的事。

完全不安排任何活動，就不需要多做思考，瞬間輕鬆許多。如果可以的話也可外出散步，按照自己的步調就好。但如果只要一沒有安排就想要找事做的人，或是會出現「明天沒有什麼安排那來讀書好了」這樣想法的人，請告訴自己，管理自己的身體狀態極為重要，並把「什麼都不做」這件事情當作一項必須執行的任務。確實地消除疲勞讓身體恢復活力非常重要。

找到適合自己可以消除疲勞的方法

即使覺得疲倦，只要能快速恢復就沒有太大的問題。因此，關鍵在於**找出適合自己可以消除疲勞的方法**。

身體的疲勞指的像是肌肉酸痛、肌肉緊繃這類身體感受到的不適。想要消除肌肉的疲累，應該均衡攝取蛋白質、碳水化合物、維他命、礦物質等營養。

另外，在運動的過程中也可以飲用含有BCAA支鏈胺基酸的飲品，像是Amino-Value或VAAM，這類飲品可舒緩肌肉的不適感。身體上的疲勞可以透過休息、睡覺、飲食自然修復。

精神上的疲勞指的像是人際關係上的煩惱、壓力、焦慮等，這些會讓人失去活力、食慾不振、影響睡眠的精神狀態。精神上的疲勞也與身體不適息息相關。焦慮及壓力很難由根本排除，只能靠自己找到舒壓的方法緩解。為了要改善身體不適的狀況，就必須排除這些超出自身負荷的壓力。

也可依照自己身體疲倦的狀態改變飲用的飲品。身體感到疲累時可以飲用富含檸檬酸的枇杷茶，精神上感到疲倦焦慮的時候，可以選擇薄荷茶舒緩心情，以這樣的方式配合身體狀態進行調整。越是忙碌就越應該要訂一個可以放鬆身心的午茶時間，為自己補足繼續努力的能量。

有時候適合其他人的舒壓方法並不適用在自己身上，甚至可能造成壓力。自己到底適合哪一種舒壓方法，可以參考第112頁的「**不同類型的舒壓方法**」進行判斷。舉例來說，大腦思緒活絡的人，冥想或正念便是能消除大腦疲勞相當有效的方法。

關鍵在於睡眠的時候，不要帶著焦慮及煩躁的情緒，若是以這樣的心情入睡會導致睡眠品質下降，身體也會感到疲累。睡前可以採取把自己煩躁心情寫下來的「**焦慮筆記**」策略，以及將內心負面情緒想像成放入氣球飄走的氣球想像法，都是不錯的方法。關於「焦慮筆記」的具體範例，請參考第113頁的內容。

有效的提神飲品

飲品	效　果
甜酒	消除疲勞、美肌效果 （※需注意勿過度飲用）
薄荷茶	鎮痛效果、減輕焦慮
茉莉花茶	放鬆效果、 提升專注力
枇杷茶	透過檸檬酸的效果消除疲勞
瑪黛茶	有豐富的維他命及礦物質， 對消除疲勞非常有效

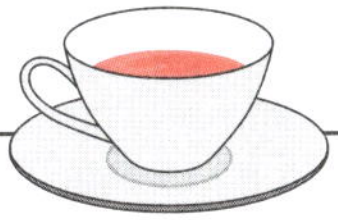

疲累的訊息由大腦發出！

腦疲勞是最難被自己發現的一種疲累，但這卻是**構成疲勞的根本核心因素**。所有疲勞現象都與大腦自律神經系統密切相關。自律神經負責維持人體身心正常運作，將呼吸及心跳維持在穩定的狀態。當因過度疲勞或壓力導致自律神經過度活動時，便會產生大量的活性氧，這些活性氧損傷神經細胞，進而導致人體出現疲倦的感覺。

第114頁列舉了容易與腦疲勞相關聯的事項，請大家試著確認看看。

咪唑二肽是為人所熟知消除腦神經疲勞相當有效的成分。雞胸肉及鮪魚紅肉中富含這類的營養素。若想方便攝取，也可選擇含有咪唑二肽飲品或是保健食品攝取。

不同類型的舒壓方法

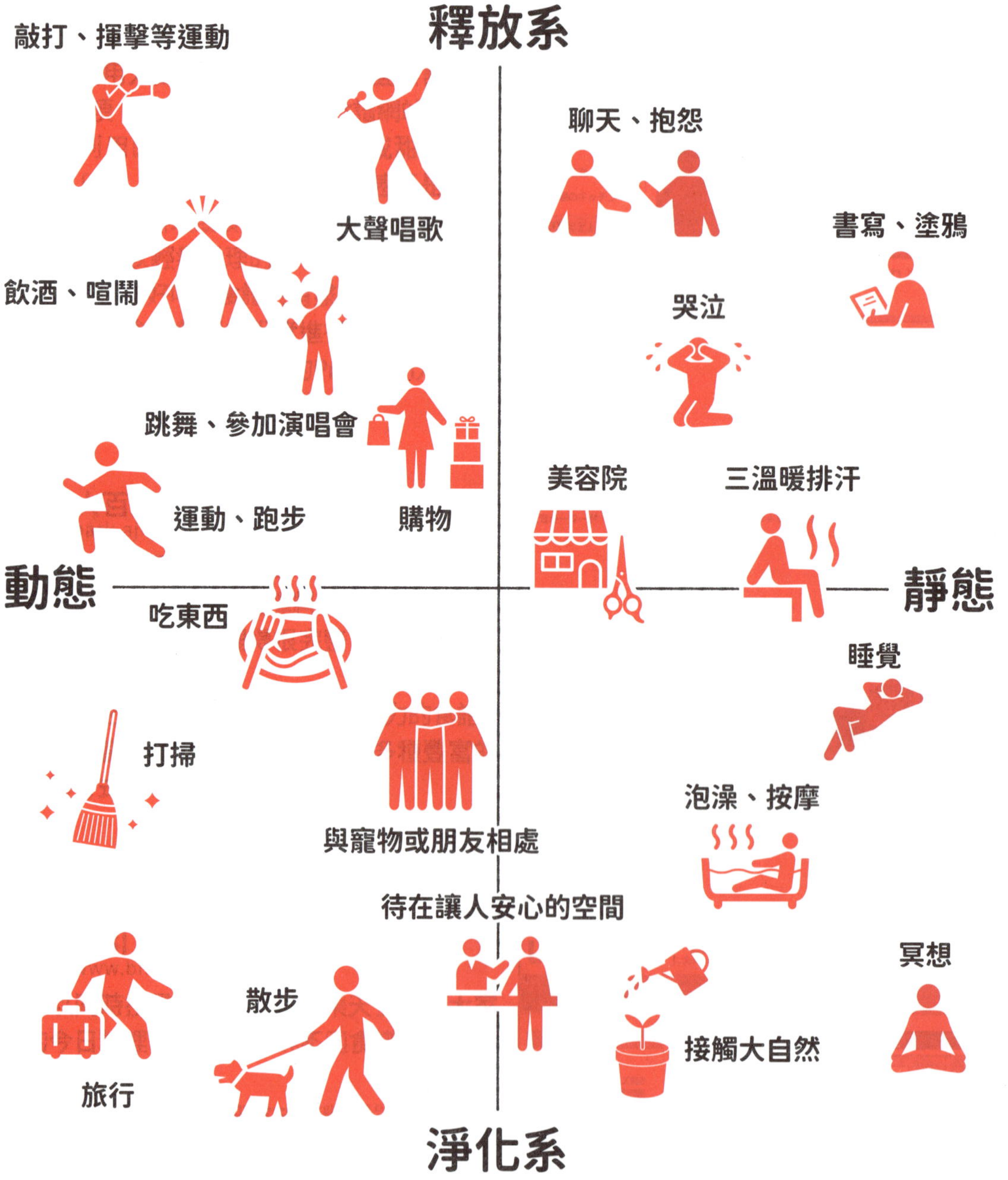
釋放系
敲打、揮擊等運動
大聲唱歌
聊天、抱怨
書寫、塗鴉
飲酒、喧鬧
哭泣
跳舞、參加演唱會
購物
運動、跑步
美容院
三溫暖排汗
動態
靜態
吃東西
睡覺
打掃
與寵物或朋友相處
泡澡、按摩
待在讓人安心的空間
冥想
散步
接觸大自然
旅行
淨化系

出處：參考モチラボ網站「專家認證！不同類別的21種舒壓方法」製圖
URL:https://motivation-up.com/whats/stress.html

焦慮筆記範例

又被工作追著跑！！！真是太討厭了！！！好累啊～～！！

薪水也沒有變多～～～！都進公司十年了，完全沒有加薪！！為什麼課長都不認可我呢？！一直說什麼報連相報連相真的是受夠了～～～～這些我都知道啊～～～真是累死我了！

忘記有午餐約會，做了便當真的是太浪費了～！不應該愛面子赴約，直接說我今天不小心帶了便當就好了啊～～～真是的～～～～！！！

難得邀請別人又被拒絕了！啊——！連個回覆也沒有，真的是受夠了！不知道不知道！真的是氣死我了～～！每次都由我提出邀請，預約也是由我負責，怎麼感覺只是把我當工具人！偶爾應該要讓你來做吧～～！雖然不是什麼大事情，但還是好喜歡對方！太懊悔了～～～。

【焦慮筆記的書寫方式】

- 重點在於將心中的煩躁情緒如實書寫
- 不需在意字跡潦草或錯別字，甚至漏字都沒有關係，寫注音也可以。把心裡想的事情快速地寫下來，不要在意文字細節，總之先寫出來就對了
- 盡情使用負面詞彙也無妨。過於偏激的內容只需要在自己寫完之後把筆記撕碎就可以了，如此一來不僅可以排除壓力也可以銷毀證據

腦疲勞檢核表

☐ 因工作或家事需同時處理多項任務

☐ 一想到未來的事情就感到焦慮

☐ 想起以前的回憶忍不住就冒出負面情緒

☐ 必須將任務做到告一段落才能安心

☐ 會過度專注到忘記時間和周遭狀況（過度集中）

☐ 疲倦時需要依賴能量飲或是保健食品恢復體力

☐ 即便加班到很晚也不覺得辛苦

☐ 會長時間泡熱水澡

☐ 假日的時候會出遠門，或是一整天都塞滿了行程

☐ 明明沒有活動身體卻感到極度疲憊

☐ 難以入睡或晚上會醒來好幾次

☐ 最近很容易便秘

☐ 食不知味

☐ 感到寂寞跟焦慮，甚至相當煩躁

☐ 無法專注，連一部電影或戲劇都無法看完

即便只勾選一個項目的人也都可能已累積腦疲勞。請參考前面介紹的方法消除疲勞，請確實地讓自己恢復活力。
另外，也可參考能檢測腦疲勞程度的相關網站進行評估。

【腦疲勞概念 BOOCS官方網站】
https://boocs.jp/check/

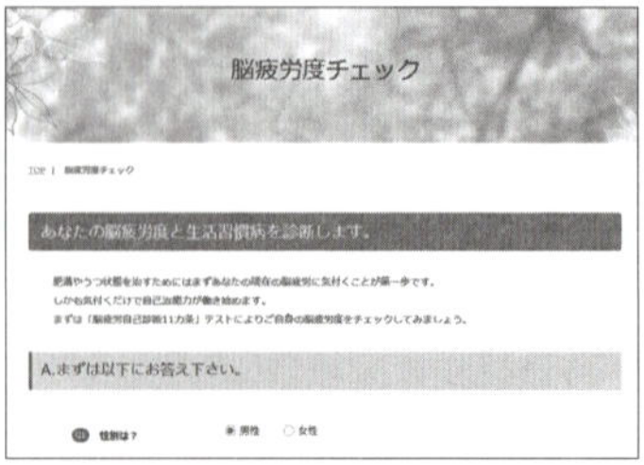

調理身體的方法

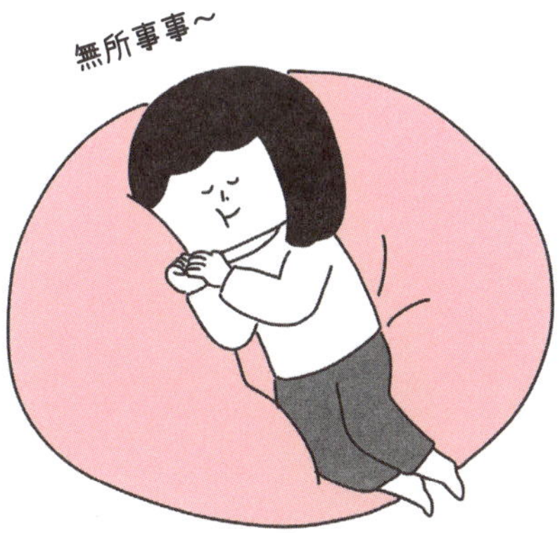
無所事事～

一週安排一天完全休息的日子

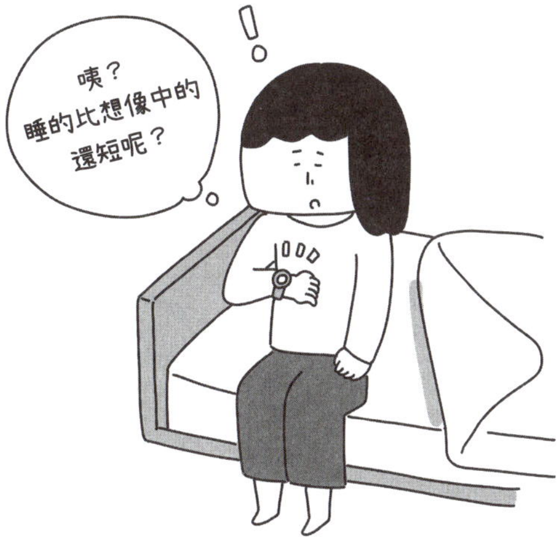
咦？
睡的比想像中的還短呢？

使用智慧型手錶
或是穿戴裝置掌握身體狀態

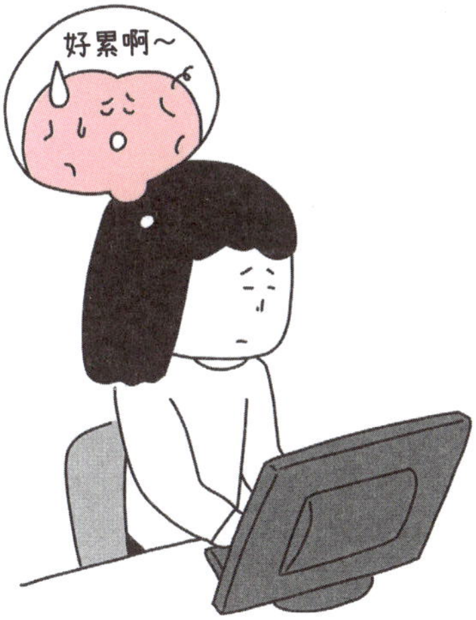
好累啊～

要有疲倦的自覺

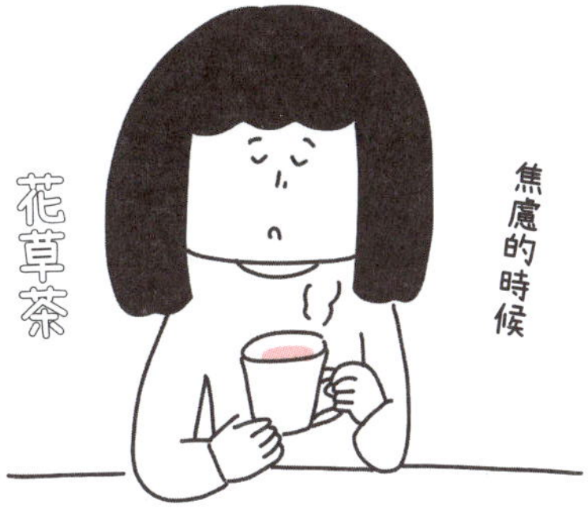
焦慮的時候
花草茶

找到適合自己可以消除疲勞的方法

因氣味、聲音、光線等刺激產生疲勞

對策

○ 發現自己的敏感特質，打造防禦策略
○ 善用便利小物提升防禦力

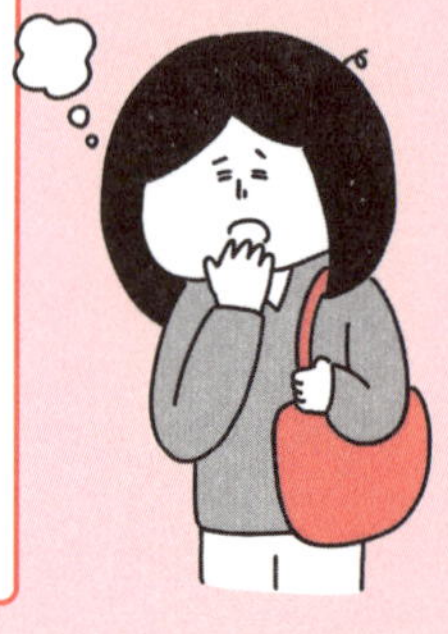

事例 日常生活充滿各種刺激讓人感到疲累

進入通勤時間的電車內，車廂內的氣味衝擊讓人下意識屏住呼吸。今天的氣味感覺特別強烈。即使戴著口罩，但是我仍然不想用嘴巴呼吸，看來只能慢慢地吸氣撐過這段時間了。

口臭、體味當然讓人無法忍受，但今天是充滿柔軟劑的甜膩氣味，讓我覺得相當不舒服，不知道能否撐到抵達公司。

抵達公司後，發現今天辦公室的燈光特別刺眼。燈泡好像從原本的日光燈換成LED燈管。在這種光線下盯著電腦螢幕，眼睛一直覺得閃爍不適，開始感到暈眩，大家為什麼都能夠跟平常一樣用電腦工作呢？

另外，今天公司似乎有些狀況，內部一片嘈雜。即使明明沒有人跟我說話，卻一直受到其他人對話的影響而無法專心。另外，辦公室最近新引進的影印機運轉聲也相當令人分心啊。

再加上今天穿的內搭衣竟然忘記先拆掉標籤，已經開始刺癢得讓人在意，好不舒服，等等必須要到廁所拆掉才行。

原因 受ASD的特性之一感官敏感的影響

感官過敏是ASD其中一個特質。感官敏感指的是在視覺、聽覺、觸覺、味覺及嗅覺等五感比起他人更加敏銳。有些人只「嗅覺敏感」的狀況，也有人同時擁有數個感官敏感的問題。

當然並不是有ASD傾向的人

都會出現感官過敏的狀況，只是存在此特質的比例確實較高。對於先天上有感官過敏的人來說，過敏是一件稀鬆平常的事，甚至有許多人是在過了很久才發現，原來「其他人並未感受到相同程度的刺激」。

不少有感官過敏的人因為平常就會接收到大量的刺激，因此光是基本的日常生活便會讓他們筋疲力盡。如果沒有發現自己有過敏特質的人，便無法針對這樣的狀況採取應對策略，也可能在不自覺的狀況下正面迎擊外在刺激。

即便對自己感官過敏的狀況有所自覺，也習慣以忍耐克服這樣的不適的人，也可能會因各種瑣碎狀況堆疊，造成壓力並引起疲倦。

解決方法 發現自己的敏感特質，打造防禦策略

首先要能對自己感官敏感的狀況有所自覺，並使用工具採取防禦策略。如有符合下一頁過敏檢核表中的項目敘述，那可能就有感官過敏的狀況。透過理解自身不適的感官刺激，不僅可以事先建立適當的應對策略，也有助於向周圍的人傳達需求。

舉例來說，聽覺敏感的人會特別在意抽風機、冷氣機或時鐘的秒針移動時會發出的細微聲音、吸塵器的聲音、小嬰兒的哭聲，會在腦中嗡嗡作響，無法在過於嘈雜的環境中對話，對於特定的聲音有強烈的排斥感，只要有些許聲響就會相當在意等。

而視覺敏感的人則是可能會有「看到熱鬧的街道上繽紛的廣告看板時，眼睛會刺痛不適」這種對顏色或圖案有過度反應，以及「對相機的閃光燈感到非常不舒服」、「覺得全白的筆記相當刺眼，因此無法看見上面的文字」等對光線敏感的狀況。

嗅覺敏感者的特徵包含「對香水或柔軟精等特定氣味產生排斥感，吸入該類氣味時會引發頭痛或身體不適」等現象，即便是一般人認知中宜人的香氣，對嗅覺敏感者而言卻可能觸發強烈抗拒反應；此外「因無法忍受氣味刺激而直接以手遮掩口鼻」這類對氣味的極度不耐受行為，亦是此類敏感特質的典型表現。

觸覺敏感的人則會有「不喜歡針織品刺刺癢癢的感覺，也不喜歡冬天毛茸茸的保暖衣物材質」，這種針對特定材質（肌膚觸感）出現排斥，以及「不喜歡與他人握手或有肢體上的接觸」等，對他人觸碰自己有相當排斥的狀況，都是觸覺敏

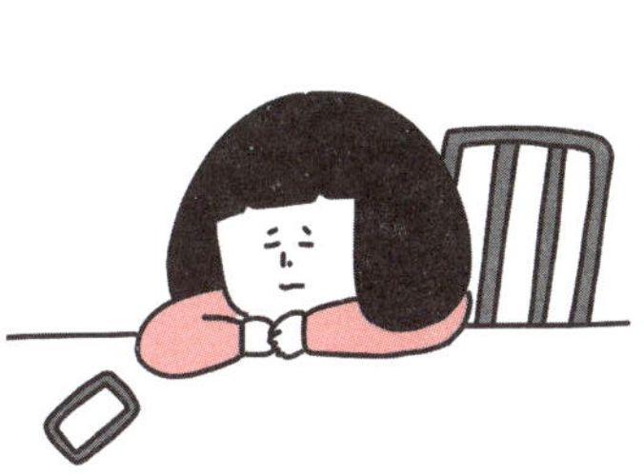

過敏檢核表

【聽覺敏感】

- ☐ 特別在意抽風機、冷氣機或時鐘秒針移動時發出的細微聲音
- ☐ 吸塵器的聲音、小嬰兒的哭聲會在腦中嗡嗡作響
- ☐ 很難在嘈雜的環境中對話

【視覺敏感】

- ☐ 看到熱鬧的街道上繽紛的廣告看板時眼睛會刺痛不適
- ☐ 對相機的閃光燈感到非常不舒服
- ☐ 覺得全白的筆記相當刺眼無法看見上面的文字

【嗅覺敏感】

- ☐ 對香水或是柔軟精等特定味道感到反感，聞到這類味道就會出現頭痛或產生噁心感
- ☐ 一旦感知反感的氣味便無法忍耐而用手掩住口鼻
- ☐ 因為無法忍受臭味，幾乎沒辦法使用公共廁所

【觸覺敏感】

- ☐ 不喜歡針織品刺刺癢癢的感覺，也不喜歡冬天毛茸茸的材質及高領的衣物
- ☐ 抗拒與他人握手或有肢體上的接觸

【味覺敏感】

- ☐ 不小心吃到排斥的味道會無法忍耐直接吐出
- ☐ 飲食上相當挑剔，在外食挑選餐點時相當辛苦

感的特徵。

味覺敏感的人為了應急需經常性的攜帶嘔吐袋。不習慣使用金屬餐具的人，則可隨身攜帶塑膠餐具。在外用餐時，可以在挑選餐點時請教店員菜單細節。吃套餐料理的話則可以在預約時透過電話告知自己的飲食習慣，網路預約的話則可在備註欄位註記，如此一來餐廳便可以調整菜色，有許多方式可加以應對。

此外，還存在僅服用規定劑量藥物便出現過度藥效或副作用的藥物過敏，以及因過度怕熱或怕冷而難以感知舒適溫度的溫度敏感等，較難察覺的敏感類型。

善用便利工具提升防禦力

當意識到自身敏感特質的時候，便可利用便利工具或是功能擬定應對策略。

有聽覺敏感的人，首要任務便

是減少耳朵接收的聲音，因此可以善用耳塞、耳機、降噪耳機等**能過濾聲音的工具**。

耳塞具有價格實惠的優點，但對於介意耳內異物感的人來說並不適合。如果有這樣的狀況，會比較推薦使用耳罩式耳機這類型的隔音工具。但是，因為耳罩式耳機是屬於頭戴式設計，體積較大且顯眼，若未事先向周圍說明，可能被誤解為「正在聽音樂」。如果不在意耳中的異物感，降噪耳機會是另一個相當不錯的選擇。降噪耳機的價格約落在1萬元到數萬元日圓不等，雖價格較高但有相當卓越的消音效果，這類商品相當推薦SONY出的WF-1000XM3無線降噪耳機。

另外，也有**杜絕在意聲音出現的對策**。如果不喜歡椅子摩擦地板的聲音的人，可以在椅子底部的滾輪處貼上膠帶，這樣便可以消除移動時發出的聲音。不喜歡敲打鍵盤發出的喀噠喀噠聲響的人，可以使用鍵盤保護膜降低敲打聲的音量。

相反的，為了遮蔽在日常生活中令人在意的聲音，使用**白噪音**也是一個應對方法。白噪音播放器放出的沙沙聲，就像是類比電視中雪花雜訊，可以遮蔽掉環境的雜音，並提升專注力。

視覺敏感的人，可**試著降低光及色彩帶來的刺激**。具體來說，如果會因電腦螢幕或手機螢幕的藍光感到不適的人，可以改變電腦螢幕或是手機畫面的設定、調整亮度或使用抗藍光的保護膜等方式，藉此降低刺激的程度。另外，配戴抗藍光眼睛也是一個不錯的方法。

在手機或電腦螢幕上貼上螢幕保護貼或是抗藍光保護膜，使用起來感覺也會相當不同。即便是視力相當好的人，只要戴上抗藍光眼鏡，也能有效降低光線對眼睛的刺激。如是想降低強光刺激的人，可以配戴太陽眼鏡，或使用裝有偏光鏡片（可過濾反射光只讓自然光穿透鏡片）、濾光鏡片（只允許特定波長範圍的光通過的鏡片）的眼鏡，如此一來，便可有效地抑制光線帶來的刺激。

另外，若能獲得職場的理解，可以使用**擋板或是螢幕遮光罩**，也是相當有效的方法。對於容易接收過多視覺訊息的人，透過隔板劃分視野範圍可提升專注力。

比起擋板，遮光罩是一個門檻更低的選項。遮光罩可裝在螢幕的周圍，使螢幕更容易閱讀。也有將視線集中在螢幕周圍，像是簡易擋板的效果。

對於容易覺得筆記看起來相當刺眼的人，推薦使用A.X.CO針對有視覺敏感的人所開發的**綠色筆記**

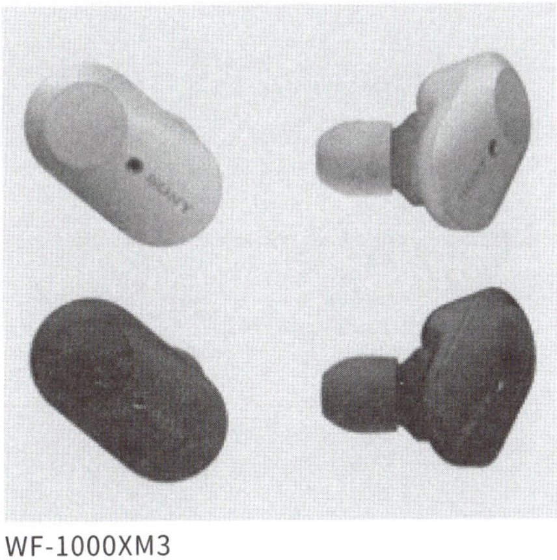

WF-1000XM3

感官敏感防禦小物統整表

類型	產品	效果
聽覺敏感	耳罩	・耳罩式設計可以阻隔外在聲音 ・數千日圓左右
	降噪耳機	・有可過濾外在噪音功能的耳機 ・高性能故價格昂貴
	耳塞	・百元商店即可購得 ・若對耳內異物感敏感者需特別注意
	白噪音播放器	・藉由播放沙沙聲覆蓋日常生活雜音 ・推薦睡覺時會在意雜音的人
視覺敏感	太陽眼鏡、眼鏡	・推薦使用僅讓柔和光線進入的偏光鏡片 ・長時間使用電腦的人可以選擇有抗藍光功能的眼鏡
	綠色筆記本	・顏色溫和不會對眼睛造成過度刺激 ・比起全白的筆記本，綠色筆記本可減少14%的反射光
	螢幕保護貼	・可抑制反射光的薄膜 ・針對手機或電腦用的商品皆有販售
	螢幕遮光罩	・裝在電腦螢幕或顯示器上，阻隔外部光線進入以提升螢幕可視性
觸覺敏感	柔軟的布貼	・可以貼在會覺得刺癢的衣服標籤上 ・材質柔軟不刺激
	無接縫的內衣或內褲	・因為沒有縫線最適合對縫合處刺癢感敏感的人 ・有無縫的內衣、無縫內褲、無縫內搭衣等選擇
嗅覺敏感	防臭／除臭口罩	・目前有販售具備除臭效果的口罩 ・添加活性碳成分的口罩除臭效果更佳
味覺敏感	嘔吐袋	・不小心吃到自己無法接受的食物時可以立刻吐出來
	塑膠製拋棄式餐具	・無法使用金屬餐具時可以替換使用

本。比起白色筆記本，綠色筆記本可以有效過濾掉14%的反射光，是相當保護眼睛的筆記本。

嗅覺敏感的人最重要的是要**配戴口罩**。戴口罩也是最簡單又方便可隔絕氣味的方式。而在選擇口罩時也有些必須注意的事情。

受到新冠疫情的影響，口罩的選擇變得相當豐富多元，最近甚至出現具備除臭功能的口罩。

如果即使戴上口罩還是會很在意氣味的話，可以選用具有除臭效果的口罩。此外還需特別注意，口罩壓迫感可能引發頭痛，應選擇佩戴時不過度緊繃、減少耳部負擔的款式。

另外，**除臭噴霧**也是個相當實用的物品。攜帶型的消臭噴霧可以消除特定場所的異味。像是在有氣味殘留的會議室，或進入難以忍受異味的廁所時使用，適用場景相當廣泛。

過敏與過敏反應相似，往往難被他人直觀理解與察覺。因此，在**平時將自己不舒服的感覺傳達給周圍的人知道**便相當重要。但只是單純的說「我不喜歡」還不足以讓他人理解自己的狀況，要像是「是幾乎到會讓引發頭痛的那種不喜歡」，更具體的清楚表達自己不舒服的程度才行。

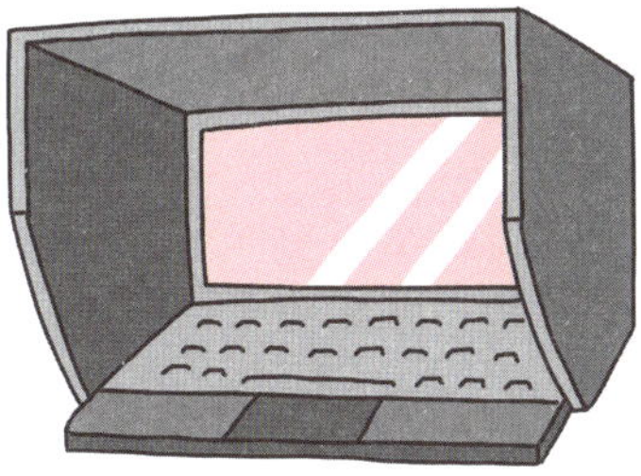

螢幕遮光罩

調整螢幕亮度的方法（以Windows系統為例）

當電腦作業導致眼睛不適時，可以調整螢幕亮度

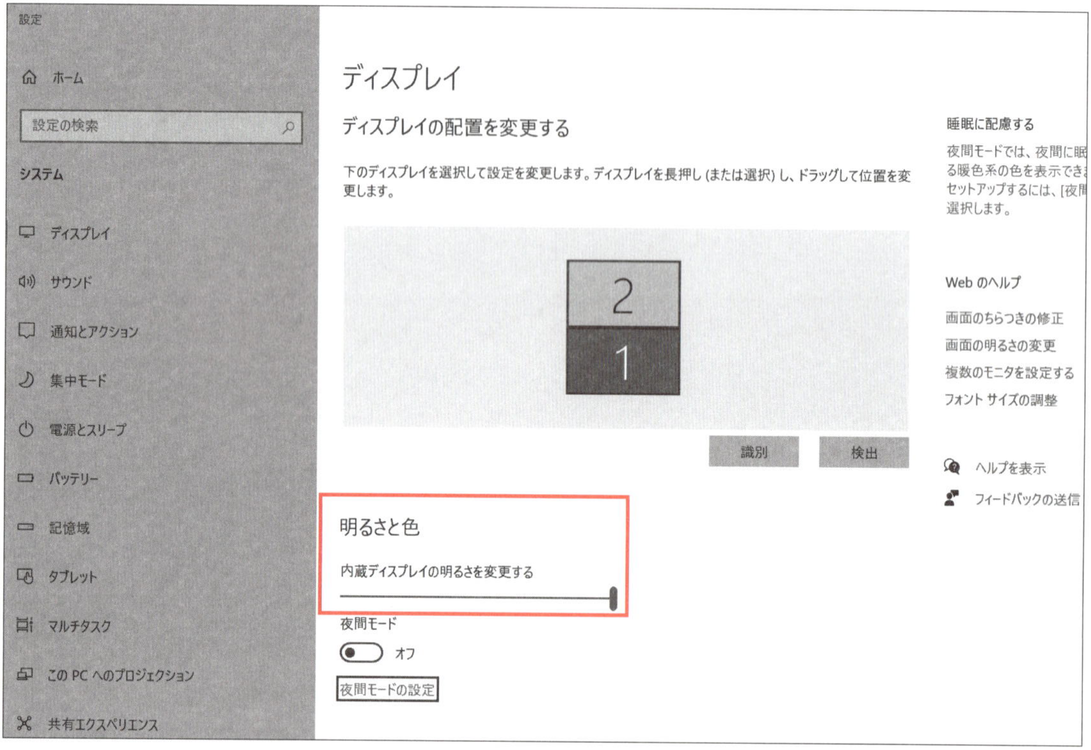

在桌面點擊右鍵→在左列選單點擊左鍵選擇螢幕顯示設定，便可在項目中調整「亮度及顏色」

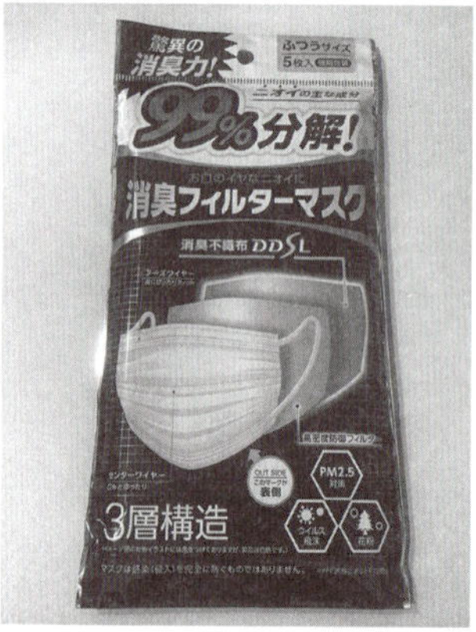

除臭口罩

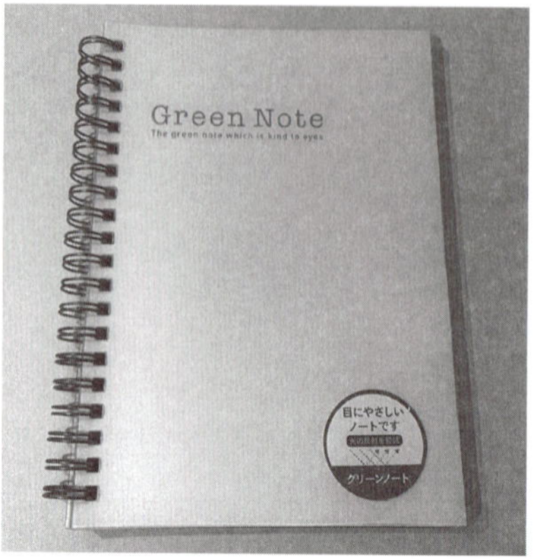

綠色筆記本

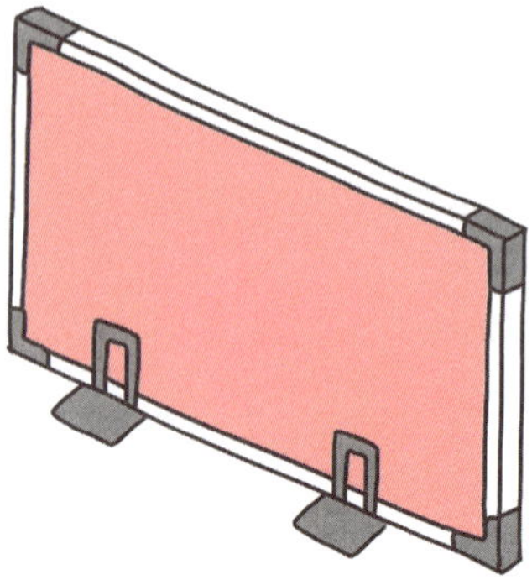

桌上型隔板

第 5 章

想改善不擅處理人際關係的現狀

首先把注意力放回自己身上

人際關係應該要能豐富人生，但卻有許多人反而受到人際關係所苦。人際關係上的煩惱單靠提升溝通能力這樣的小技巧是無法完全解決的。比起察看他人臉色，首先應該要把注意力放回自己身上，找到自己與人際關係間的關聯才是最重要的。

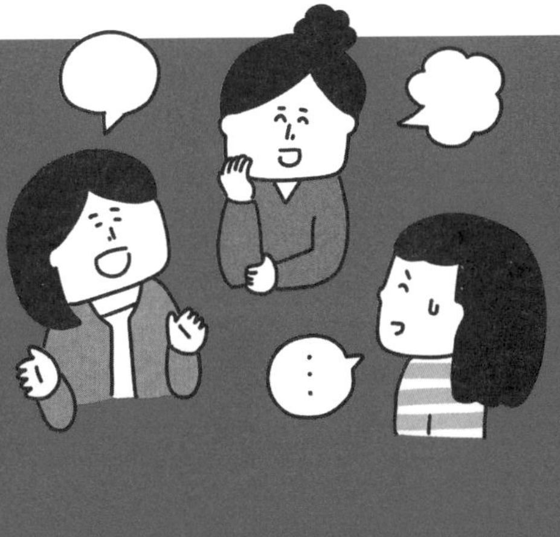

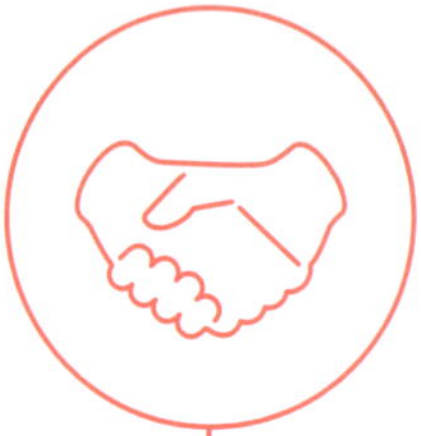

對人際關係的處理感到疲憊

對策

- 提升自我肯定感
- 寫讚美日記
- 試著將「沒辦法」改成「不做」

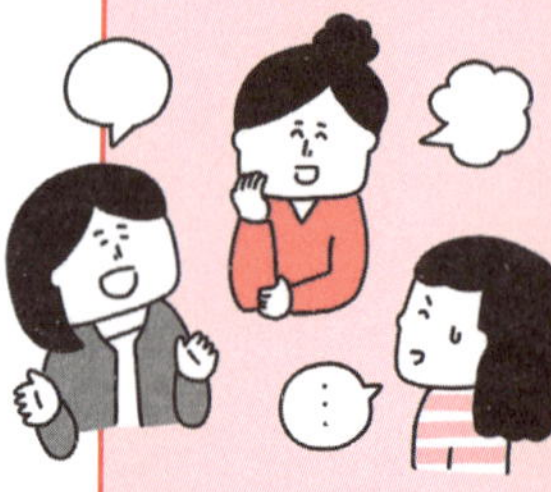

事例　感覺一直在忍耐

「欸，這份工作你可以幫我做完嗎？」平常都不知道該如何跟他相處的同事，提出了像這樣無理的要求。

其實我很想要回他「不要！」但卻說不出口。而且就算我做了，也都會變成他的功勞。但每次我需要他幫忙的時候，他卻理由一堆百般推拖。

明天雖然是假日，但必須一早送孩子去社團的比賽會場，今天卻還要加班。

這麼說，明天還要順路去接〇〇家的孩子，這樣還必須特地繞去〇〇家才行。明明〇〇家的孩子總是都會搭我們家的便車，但是他們卻一次都沒有幫忙送過我們家的孩子，更是連句道謝都沒有。總覺得自己完全被利用了。其實我很不想要幫忙，卻只能陪著笑臉無法拒絕，對於這樣的自己也讓人火大。真的是受夠了！

原因　因自我肯定感低落而過度迎合他人

過度迎合指的在發表意見或是採取行動時，會勉強自己迎合周圍的人的行為。因為在意他人對自己的評價，抱著「不想被討厭」、「想要獲得肯定」這樣的心情，壓抑自己的感受以配合他人。

有發展障礙的人受其特質影響，常因為從小多無法有良好的人際關係互動，導致出現受到同儕欺負或是被大人品頭論足等，一些不好的經驗。其結果是自我肯定感低落，形成「因為我不夠好，所以我必須要更努力」、「必須要把自己的特質隱藏起來才行」的否定模式。最終導致因為**自我否定而出現過度迎合的狀況**。

在這樣狀況下，有些人因過度消耗於人際關係而採取逃避行為，例如突然離職、突然失聯等拒絕與外界互動的行為，甚至會有「我從以前到現在一直在忍耐！」這種突然情緒爆發的情況。

解決方法

提升自我肯定感

自我肯定指的是認可自己的情感。「我這樣就很棒了」、「我很努力了！」、「我喜歡自己！」像是這樣，對自己抱持著正向的自我認知時，便能不畏懼對方的評價表達自己的主張，即使對方自己的評價降低，也不會陷入自我厭惡的狀態。相反的，對於稱讚自己的人也不會感到過於沈迷或依賴。簡單來說，**自我肯定感高的人，心靈的強度也較高**。

以下將介紹幾個可以提升自我肯定度的方法。

寫讚美日記

一般來說大家很容易聚焦在自己未能完成的事或失敗經驗。像是「今天的功課還沒做完啊」、「上台報告的時候一直吃螺絲」、「又不小心浪費錢了」等念頭，若不加以控制，便會讓自我反省的思緒不斷佔據腦海。

專注在自己做得到及表現不錯的事情，為了更加肯定自己，建議可以書寫**讚美日記**。讚美日記指的是簡單寫下數個今天自己做到的事或是表現不錯的事情。舉例來說像是「今天很迅速起床了呢！」、「今天上班沒有遲到呢！」、「無意間看到的節目真的好有趣呢！」內容可以更仔細也無妨。

藉由書寫的這個動作，可以更容易讓大腦留下正向的情緒，並在寫下並且閱讀後提升自己的信心。雖然可以買一本專門的筆記本書寫讚美日記，但也可以在日誌本的空格或是待辦清單的旁邊，留下一個記錄讚美日記的小空位。建議建立不易遺忘的機制，例如一早打開行事曆時，先寫下昨天的讚美日記。

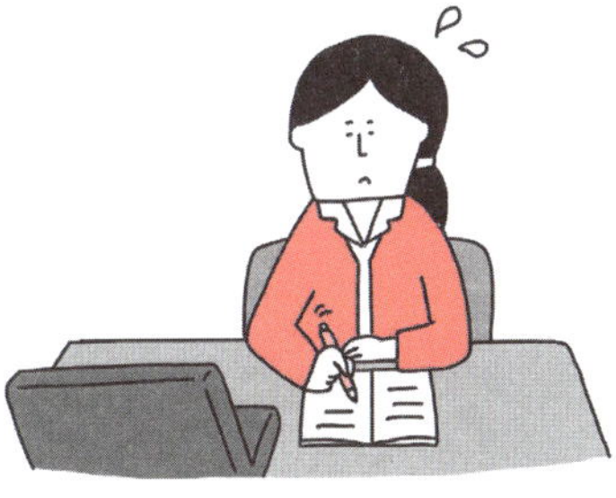

讚美日記範例

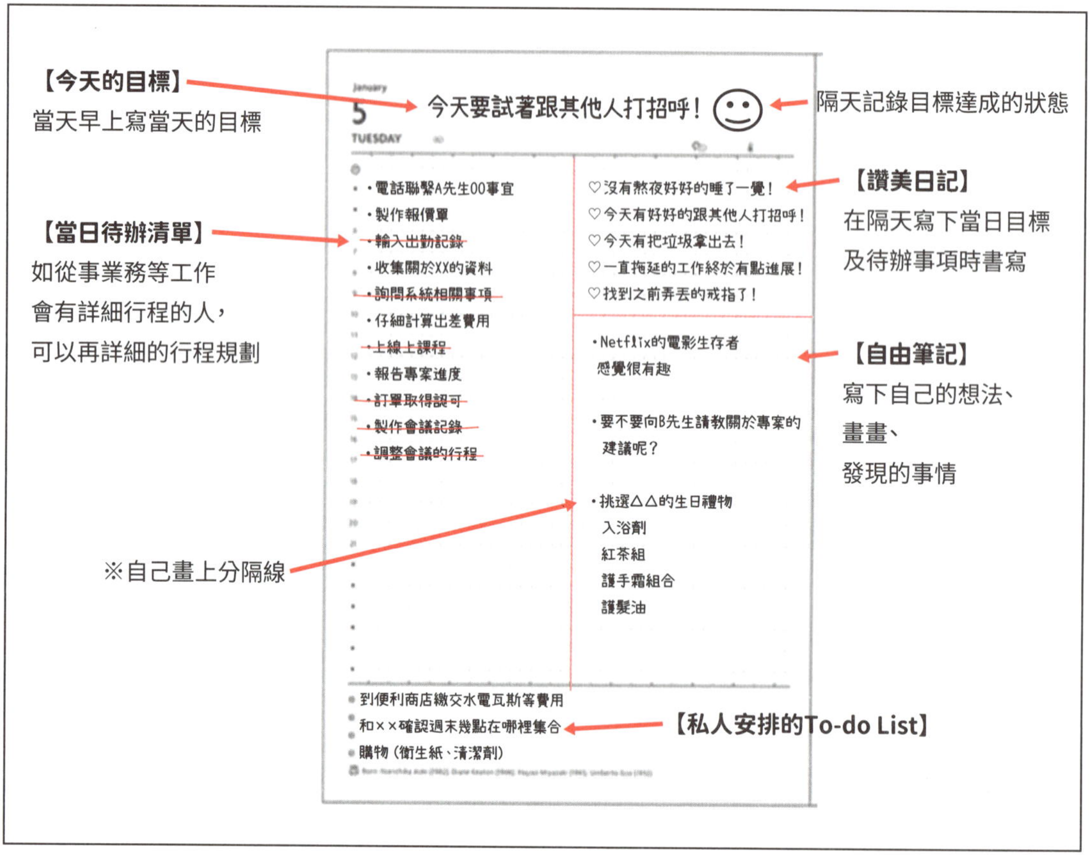
【今天的目標】
當天早上寫當天的目標
January
5
TUESDAY
今天要試著跟其他人打招呼！
隔天記錄目標達成的狀態
【當日待辦清單】
如從事業務等工作
會有詳細行程的人，
可以再詳細的行程規劃
・電話聯繫A先生OO事宜
・製作報價單
・輸入出勤記錄
・收集關於XX的資料
・詢問系統相關事項
・仔細計算出差費用
・上線上課程
・報告專案進度
・訂單取得認可
・製作會議記錄
・調整會議的行程
♡沒有熬夜好好的睡了一覺！
♡今天有好好的跟其他人打招呼！
♡今天有把垃圾拿出去！
♡一直拖延的工作終於有點進展！
♡找到之前弄丟的戒指了！
【讚美日記】
在隔天寫下當日目標
及待辦事項時書寫
・Netflix的電影生存者
感覺很有趣
・要不要向B先生請教關於專案的建議呢？
・挑選△△的生日禮物
入浴劑
紅茶組
護手霜組合
護髮油
【自由筆記】
寫下自己的想法、
畫畫、
發現的事情
※自己畫上分隔線
到便利商店繳交水電瓦斯等費用
和××確認週末幾點在哪裡集合
購物（衛生紙、清潔劑）
【私人安排的To-do List】

試著將「沒辦法」改成「不做」

不擅長正面思考的人可以先試著**改變用字**。例如「今天又沒辦法寫完作業了」、「這件事我沒辦法做到」，因為用了「沒辦法」這個詞，所以會使自我肯定感下降。試著將句子做些調整，改成「今天不做完作業」、「我不做這樣的事」，只是在句子中做了調整，但感覺會較為正面，請務必試試。

「沒辦法」這樣的用字很容易讓人聚焦在因為能力不足而無法達成。而「不做」則會讓人有「基於自己的意願判斷決定不加以執行」的感覺。只是些微的調整，在心情上便會有相當不一樣的影響，請大家務必試試。

找出能舒壓的方法

當持續處在過度迎合的狀態，便可能突然因內在無法承受導致情緒爆發或健康惡化。有些人會因為無法承受而突然辭去工作、突然與周圍的人斷絕聯繫，或是在某天突然理智斷線對他人大發雷霆等。也有些人則可能陷入憂鬱或過勞倒下等健康危機。

不要過度迎合、不過認真過度，這樣的觀念雖然相當重要。但是**掌握正確的方法釋放在配合他人時累積的壓力**，這才是更好的做法。關於舒壓大家可以參考第108頁「突然身體不適」這個單元。

另外，很常出現在情緒爆發後陷入自我厭惡狀態的案例，希望大家不要過於苛責自己。好好稱讚一直以來努力的自己並好好休息，這樣的觀念也非常重要。

慢慢找出不要過度迎合他人的方法

避免過度迎合他人非常重要，因為一直處於緊繃的狀態會累積相當大的壓力。

雖然在職場上、與媽媽友的相處，或加入一個新團體時會因緊張不自覺地配合他人，但必須在之後的相處過程中慢慢地表現真實的自己，便能**避免過度迎合的狀況出現**。

最簡單的做法是找出一位可以信賴的人，再一點一點的告訴他自己真實的想法。但如果只是單純的敘述自己的狀況，很容易收到「您太謙虛了～」這樣的回覆，這時候可以舉一些具體的例子讓對方理解自己的狀況。最後若再自然地帶入期望的關懷會更有效。對於擔心「這樣會不會覺得自己很無能」的人，也可以補充一些自己做得到的事情。

向他人說明自己狀況的應用範例

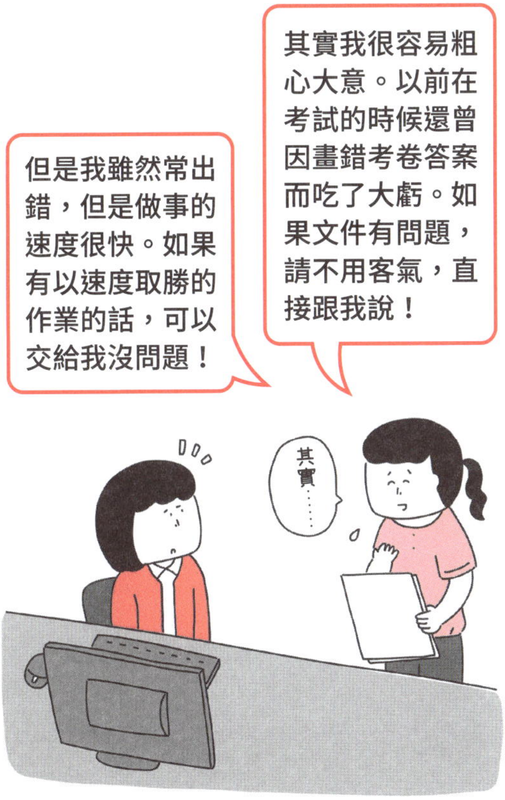
其實我很容易粗心大意。以前在考試的時候還曾因畫錯考卷答案而吃了大虧。如果文件有問題，請不用客氣，直接跟我說！
但是我雖然常出錯，但是做事的速度很快。如果有以速度取勝的作業的話，可以交給我沒問題！
其實……

容易對其他人感到不耐煩

對策

- 在能夠原諒對方之前，持續保持非黑即白的思維
- 掌握衝動的表現模式
- 後續追蹤非常重要

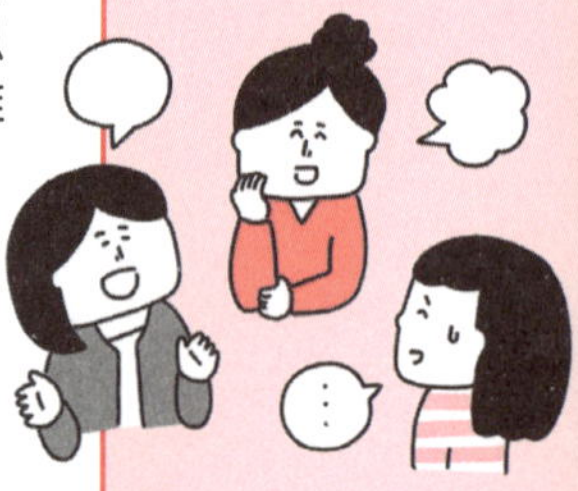

事例

明明知道不耐煩也沒什麼用……

好不容易找了個時間把書架上的書按照書名排好，不知道是誰又把順序弄亂了。吼~這到底是第幾次了？不是說過書要放回原來的地方嗎。氣死我了！

更氣人的是，明明說好今天會早點回家的丈夫，時間到了也還沒回來。好不容易等到他回家，卻一副什麼事情都沒有發生的樣子。他到底知不知道我是抱著什麼樣的心情在等他回來啊？一般來說至少要打通電話聯絡一下吧。為什麼不能遵守約定呢？真是氣炸了。

因為太過焦躁又忍不住對丈夫大發雷霆，結果又演變成爭吵。明明知道不可以這樣煩躁，但是就是沒辦法壓抑自己的脾氣啊！

原因

容易陷入非黑即白的思考模式

黑白思考指的是認為事物只有好壞或對錯等兩種答案。

有ASD對事情特別講究傾向的人，便是受到這種黑白思考的影響，所以當事情無法照自己的期待進行的時候，便會深陷「這樣不行！」的情緒中。即便他人看來是小到不行的事情，自己卻感到無法忍受，這樣的人就明顯有黑白思考的傾向。

另外，會突然在不經意之間講話越來越大聲，在暴怒後又覺得「啊好像有點過火了……」這可能是因**衝動的特質**所造成。作為ADHD的特性之一，衝動性不僅表現在行為上，也可能會出現在情感或是思考的表現上。

解決方法

在能夠原諒對方之前，持續保持非黑即白的思維

是否曾聽到「能不能再靈活思考一點呢～」、「那樣也沒什麼不好吧？」這樣的回覆，是否還是會覺得有些無法釋懷呢？

容易陷入非黑即白的思考模式的人，本來就很難接受有灰色地帶的思考方式。一般會被其他人認為食古不化或過於頑固，但會以黑白思考的人其實都有自己明確的判斷基準，並依基準判斷後採取行動。這樣的思考模式絕對不是壞事。

突然要「停止非黑即白的思考模式，要用更靈活的方式去判斷事物」其實非常困難，再加上這樣的思考方式並非壞事，所以也沒有強硬改變的必要。但是，即便想要維持非黑即白的思考模式，還是希望能避免讓自己覺得辛苦或被重視的人批判的狀況，因此，在思考的時候**要有意識的不要停留在負面的思考相當重要**。舉例來說：

- 明明說要早點回家卻遲到了↓黑
- 不僅晚回家，還完全沒有提前聯繫↓黑

若在此處就停止思考，便會讓對他人的憤怒情緒不斷累積，建議進一步延伸思考：

- 今天也為了家人出門工作了↓白
- 平平安安的回家了↓白

就像在下黑白棋一樣，當我們用「白」(正面思考)填補思維邊界時，「黑」(負面情緒)便會瞬間消失，對他人的憤怒也將因此平息。

在情緒的漩渦中要與對方好好對話時，**秘訣是依照存在↓行動↓結果這樣的順序進行思考**。如果是以結果↓行動↓存在這樣的方式思考，很容易導致情緒升溫，需要非常小心。

Column

何謂「折衷式半開放策略」？

雖然不需要像其他人那樣完全公開自身特質投入工作，目前的工作也不覺得太過困難，但是不管怎樣還是沒辦法表現得比其他人好。如果有這樣困擾的人，建議可以採用部分公開的方式。即在職場上未告知具體障礙名稱的前提下，向職場同事坦承自己不擅長的溝通方式。也就是說把自己不擅長的事情與「因為ADHD」、「因為ASD」這樣的障礙名稱分開直接相慣性的連結。

最重要的是要在發生狀況之前事先告知自己的日常工作夥伴。要非常注意的是，如果在發生狀況時才告知自己有這樣的傾向，可能容易淪為藉口。但是，在傳達的同時，也要同時表達自己擅長或是拿手的事情，如此一來才能提升印象。表達時可以用自己不擅長的事＋希望對方幫忙的事＋自己能做到的事情，三點組合傳達最理想（例：「我容易忘事，如果忘記回覆請不要介意直接跟我說。收到提醒後我會立刻馬上處理！」）。

在爭執時容易口不擇言，多半是因為照著這樣的流程責備對方的時候。如果是從存在本質切入，便較不容易引起爭執。

掌握衝動的表現模式

掌握自己容易出現憤怒衝動的時機。是肚子餓時、還是想睡的時候、是季節轉變的時候、心情不好，或是生理期之前等情況。

相反的，也要能掌握在發生相同狀況時，可以讓自己冷靜下來的時機點為何。

是喝到好喝的茶的時候、午餐過後享受悠閒午茶的時刻，還是在小酌之後微醺的時候等。

只要能像這樣掌握自己情緒的動向，並事先告知家人或身邊親近的人，這樣彼此就能有所共識，並做好心理準備。只需察覺「我現在可能處於易怒狀態」，便能讓自己產生「這段時間容易情緒失控，需提高警覺」的認知，同時家人也能形成「他現在的心情似乎不好，需多留意」的應對意識準備。

後續追蹤非常重要

如果因衝動暴怒，之後卻又覺得「好像說的太過了」、「如果沒有那麼生氣就好了」而後悔不已，便很容易陷入自我厭惡的泥淖。

回到最基本的互動，如果**覺得說過頭就應該要直接道歉**。

另外，如果在生氣途中驚覺自己處於無法冷靜的狀態，要**讓自己的情緒慢慢緩和下來**，這點也非常重要。

掌握容易衝動的時間點

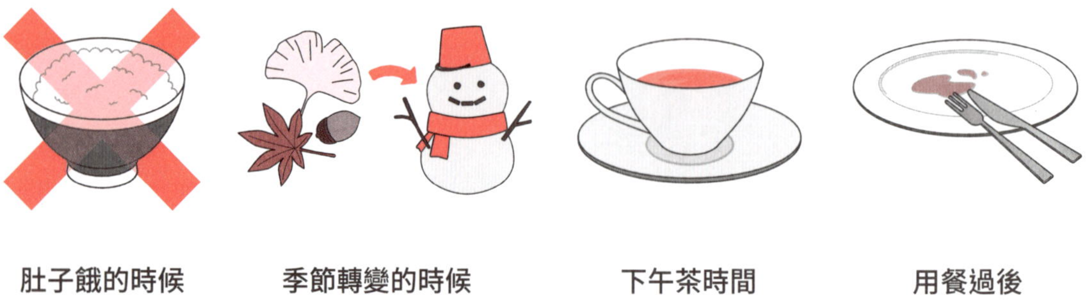

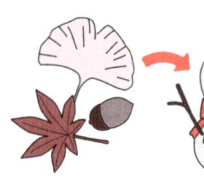

肚子餓的時候
季節轉變的時候
下午茶時間
用餐過後

避免情緒失控的行為

以結果→行動→存在思考的情境

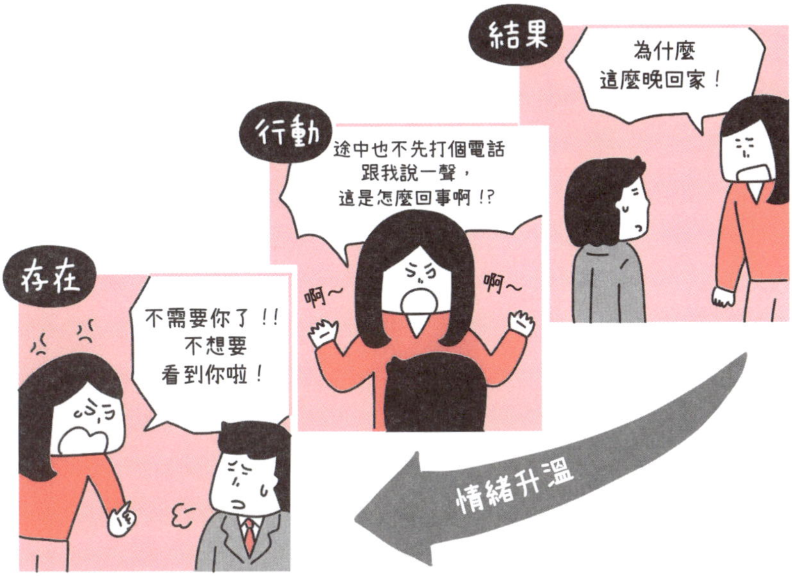
結果
為什麼
這麼晚回家！
行動
途中也不先打個電話
跟我說一聲，
這是怎麼回事啊！?
啊～
啊～
存在
不需要你了！！
不想要
看到你啦！
情緒升溫

以存在→行動→結果思考的情境

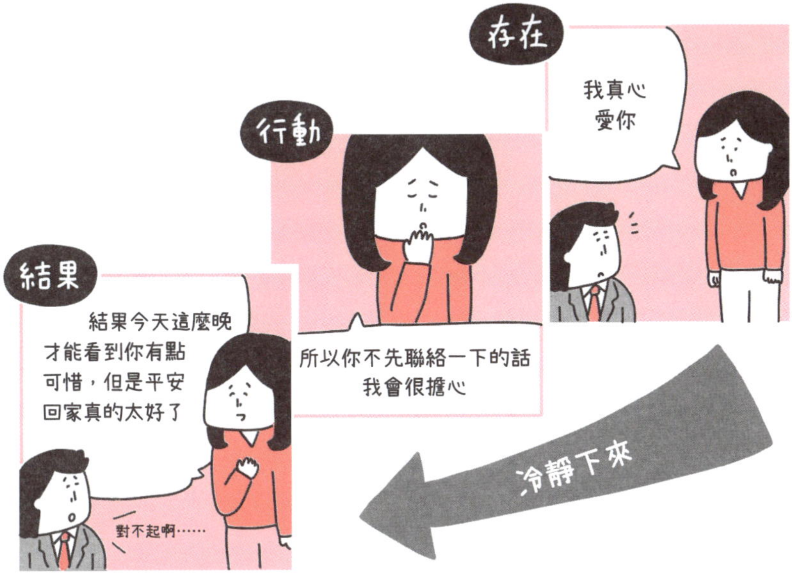
存在
我真心
愛你
行動
所以你不先聯絡一下的話
我會很擔心
結果
結果今天這麼晚
才能看到你有點
可惜，但是平安
回家真的太好了
對不起啊……
冷靜下來

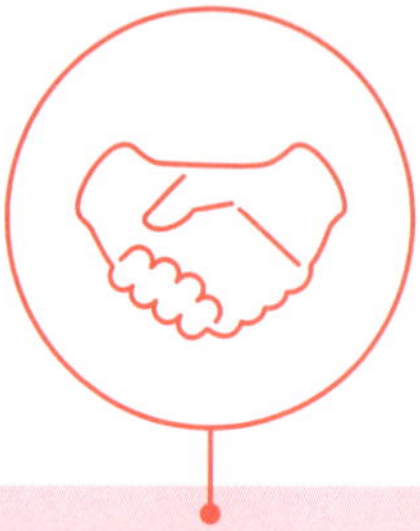

不知為何總是被討厭

對策

- 在被誤會前讓大家認識真實的自己
- 失言對策是關鍵

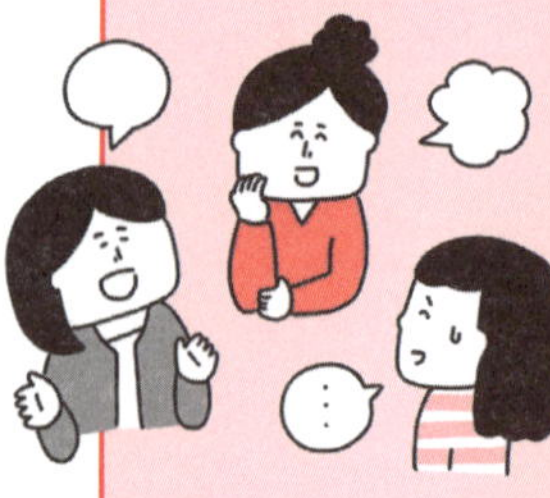

事例　覺得自己很努力了，為什麼會這樣呢？

為了要維持圓融的人際關係，我下了不少功夫。但是不知道為什麼沒什麼成效，有時甚至會被他人討厭或排擠。

到底是哪裡做錯了呢？我盡可能保持外觀的整潔，也有好好打招呼跟由衷地保持笑容。甚至連不太擅長的對話也會小心翼翼的不要講出別人不喜歡的話。

原因　個性容易被誤解

我們多會認為行動與性格有密不可分的關係。如果有人開心的跟自己打招呼，我們就會覺得對方應該是一個「開朗的人」，看到正在生氣的人，我們就可能會覺得他是一個「情緒化的人」。

但爽朗的與他人打招呼的人實際上可能是一位詐欺犯，在生氣的人也可能是他在人生中第一次表露出自己的情感，平常說不定還是一位相當溫和的人。但是如果要考慮這麼多，就會對大腦造成相當大的負擔，因此大部分的人都會以「行動=個性」這樣較為單純的方式進行判斷及評價。

有發展障礙特質的人，**常出現因特性帶出的行動與本身的性格大相逕庭的狀況，也很容易為這樣的差異而煩惱不已**。舉例來說，其實個性相當仔細，但因為特質導致常忘東忘西，而被認為是個「隨便」甚至是「輕浮的人」。其實有專心的在聆聽，但是因受特質影響，臉部沒有太多的表情變化，因此被認為相當「冷淡」，或是是個「會無視他人的討厭鬼」。

像這樣當對自己的認知與外界的評價有相當大的差異，無法被理解而衍生出誤會，最後被他人疏離的狀況時有所聞。

另外，也因為討厭解釋而無法解開誤會。在對方逕自抱有期待卻無法得到回應認為受到背叛，感到失望後覺得「跟我想的個性不一樣呢」而漸行漸遠。

解決方法 在被誤會前讓大家認識真實的自己

為了要解開「發展障礙特質＝個性」的誤會，就需要**積極地告訴大家真實的自己是什麼樣子**。可以的話，要在產生誤會前就讓大家認識真正的自己。

常常忘東忘記、記不住別人的長相、無法守時等，像是這類有ADHD傾向的人常常出現的失誤，很容易被他人認為是個「隨便」、「厚臉皮」、「即便被責罵也毫不在意，心靈層面相當強大的人」。說話時不看著對方的眼睛、臉部沒什麼表情變化，這種有ASD傾向的人常出現的狀況，雖然可能讓對方覺得是個「沉穩的人」，但之後可能會因講話過於直接，而讓對方出現「沒想到他講話這麼帶刺啊」的想法，因而感到灰心氣餒。

好好的將自己性格與特性不一致的狀況傳達給對方，這件事極為重要。可以參考下一頁的說明，試著**寫下筆記進行自我分析**。

首先寫下如「健忘」等自己的特性，再來試著想像這樣的特性會帶給對方什麼樣的印象。

再來判斷這樣的印象與自己的個性是否一致，並以○×做上記號。如果×比較多，就是較容易被他人誤會的人。為了要減少誤會，針對標記×的特性，就必須事先告知他人取得理解。

因此，也必須思考在傳達這類的訊息時，要用什麼樣的語句才較為適當，並擬定策略。

誤解解開後卻被討厭的人，通常是**因為最初印象過於良好**。例如因為過度迎合他人，在一開始被讓認為是「工作能力很強的人」，但因實際工作後被發現是「容易犯錯的人」，而讓對方失望不已。這樣的狀況其實本人多可察覺，通常比較不容易出現在無意間被討厭的情

Column

必須要有身心障礙手冊才能以身心障礙者的身份受僱嗎？（以日本為例）

為了要能以身心障礙者的身份受僱，就必須要持有身心障礙手冊。但身心障礙者求職活動即使尚未取得手冊，只要預計取得者也可開始進行。

由於申請手冊所需的醫師診斷證明需初診後滿6個月才能開立，若未持手冊狀態下開始求職，建議先與醫生討論。當手冊取得時程確定後，即可標註「預定申請手冊」狀態展開求職活動。

記錄自我特性並加以分析

自己的特性	給他人的印象	與個性是否一致	自我優勢陳述
常常忘東忘西	隨便的人	○	——
	豪爽的人	×	常常忘東西，每次出錯都陷入坐立難安的煎熬
記不住別人的長相	天不怕地不怕	×	我真的不擅長記住別人的臉，如果下次見面時又問了您的名字的話，還請多多包涵
	失禮的人	×	我真的沒有惡意，但是因為我實在沒辦法把人名跟長相對再一起，可能會需要多次詢問，還請不要因此感到不愉快
無法看著別人的眼睛說話	心虛的人	×	我有眼神容易飄移的習慣……並沒有其他的意思
	非常小心的人	○	——
	不擅表達自己想法的人	○	——
常坐立不安	不冷靜的人	○	——
	活潑的人	×	雖然我感覺一直在動來動去，其實我非常不擅長運動，是喜歡室內活動的人啊

形。因此在實際能力與過於優秀的第一印象差距過大的時候，就需特別注意。關於過度迎合的應對策略，請參考第127頁。

失言對策是關鍵

有發展障礙特質的人，如感覺到因不明原因受到討厭，較**常見是因失言所引起**。遲到、忘記約定好的事情這種失誤相對好理解，但是失言卻難以察覺。即便對自己來說這樣的說話內容相當普通，但對他人來說卻可能感到相當刺耳不適。

遇到失言的場合，大多數的人不會直接明講而會選擇自然的保持距離。也因此失言的人，多無法發現問題的癥結點而被他人疏離。

即便都是失言，有ADHD傾向的人與有ASD傾向的人狀況也有所不同。有ADHD的人較容易出現**衝動性的失言**，也就是不經意地脫口而出。相反的，有ASD的人則較常出現講話**過於直接或是不會看氣氛發言**等失言的狀況。

面對這樣的狀況，最簡單的應對策略是在一開始就表明「我有時候會出現比較奇怪的發言，如果有覺得不舒服的地方，還請直接跟我說！」像這樣先跟大家打個招呼。以下將針對不同狀況分別舉出相對應的應對策略。

①ADHD類型的人，著重失言後的後續追蹤

有ADHD傾向的人，很容易不自覺地一直自說自話，明明知道不應該說出口但卻無法控制衝動說了出來。即便大家笑著聽完，在背後也不知道會說些什麼。

即便試著回想剛剛說的話到底哪裡不恰當，卻連剛剛說了什麼都想不起來，即便想要道歉也說不出口。不僅只是容易忘記說了什麼，另一方面，有ADHD的人雖然容易忘記對話內容，但往往在失言的瞬間就會意識到「搞砸了」，因此如果在當下有覺得奇怪的地方，**就要在當時直接處理才行，這點要特別注意**。

(範例)

・不小心講太多時

「抱歉！我好像說太多話了。之後請隨時打斷我！」

・說了不適宜的話，讓場面變得尷尬的狀況

裝傻帶過「開玩笑的啦！」

把責任推給不存在的人「剛剛○○的發言是在網路上看到的評論啦」

再加上一句「我是指好的意思啦！」表達自己並無惡意

直接道歉「請無視我剛剛的發言！抱歉！」

②ASD類型的人，改變用字、善用緩衝詞句或語尾用字

「這樣不行吧」、「真無聊」、「不太妙」、「為什麼聽不懂」，這些對自己來說相當普通的發言，對有些人來說卻會覺得相當刺耳。如果對自己的語彙能力還有點信心，可以像玩遊戲的感覺一樣，試著靈活的調整對話用字。

(範例)

「這樣不行吧」↓「這樣可能不太理想」

「真無聊」↓「如果可以再多點變化應該會不錯」

「不太妙」↓「滿特別的味道呢」、「感覺會成為未來流行的味道」

「不知道為什麼我就是聽不懂」↓「要是我能聽明到用更簡單的方式說明就好了」

但是，想要換句話說其實相當不容易，可能在思考的過程中就錯過了講話的時機。如果無法順利轉換說法的人，把**語尾說得柔和一點**看看。

（範例）

「感覺好像是○○啊」、「可能是○○吧」等模糊說法

當然，如果在**最後加上一句免責聲明**也會很有效果。

（範例）

「可能說得太直接了……但是這種時候實在不知道該怎麼表達……」

如果是不會看氣氛說話的人，**可以使用緩衝詞句，緩和氣氛受到破壞時的衝擊度**。

（範例）

「不好意思，有點難以開口，但我可以直接表達我的意見嗎？」

「剛剛純屬個人的感想」

「我講的方式可能有點直接」

要受到所有人的喜愛是不可能的

心理實驗證明，受歡迎的人會因為相似的原因受到喜愛，但相反的被討厭時卻有各種不同原因。你的朋友是因為喜歡你哪些特質才成為朋友的呢？我想大家的回答應該大同小異。例如有趣、溫柔……甚至也可能出現「喜歡你冒失的地方」將你的弱點視為優點的朋友。

但對自己反感的人，到底不喜歡自己什麼地方呢？被人討厭時會想「我到底做了什麼呢？」探究被討厭的理由，但辨別所有原因很困難。會這麼說，是因爲討厭的理由因人而異。有人說「個性討厭」，也有人提出「以前做過我不喜歡的事」，也有人說出「我不喜歡他的樣子還有聲音」這種無法改變的理由，甚至還有人是因為「因為你看起來很幸福所以不爽」這種因為見不得別人好而轉為厭惡的理由。

有一個被稱為2：6：2的法則，那就是有兩成的人即便你什麼事都不做他也會喜歡你，有六成的人會因為你的態度決定是否要喜歡你，如果什麼都不做就是維持一般的關係，剩下兩成的人是即便你再努力還是會討厭你。

保持敬意，在能力範圍內努力建立人際關係很重要。但是，如果太過努力而讓自己覺得辛苦，甚至因為人際關係持續犧牲自我的話也沒有太大意義。

本來是為了讓人生更快樂才與人交往，若因此讓人際互動成為痛苦來源，就完全本末倒置了。

努力過但卻仍然沒有好的結果的話，也可以試試**改變環境**。有時可能會剛好被那兩成討厭自己的群體包圍，這種時候不要責怪自己「是我不夠好才會被別討厭」，而是要以「抽到壞籤了！」的輕鬆心態接受。

調整用字遣詞印象也會有所不同

委婉的表現範例

原本的說法	換句話說
這樣不行吧	這樣感覺不大好
真無聊	如果可以再多點變化應該會不錯
無趣	滿特別的味道呢、說不定會成為未來流行口味
幫我～	可以幫我～嗎？
麻煩幫忙～	可以麻煩你幫忙～嗎？
應該～	～應該比較好

緩衝詞句範例

狀況	緩衝詞句
會佔用到對方的時間	不好意思佔用您的時間
請求他人的時候	如果可以的話／方便的話／不介意的話
請對方特地前來時	雖然麻煩您特地跑一趟，但……
無預警提出請求時	事出突然需您大力相助／ 事出緊急
在未顧及對方立場就提出請求時	雖然很唐突……／有點厚臉皮但希望能請您……／雖然有點失禮……／很抱歉需要讓您配合我們的狀況
為了預防萬一等不確定情況提出請求時	謹慎起見／以防萬一／為求謹慎
希望能獲得回覆的時候	如果方便的話
希望以我方的考量為優先時	雖然是我們這邊的狀況／雖然是我們的方便考量
拒絕的時候	雖然難得／雖然很感謝您的好意／謝謝您的體諒／雖然有些不好意思

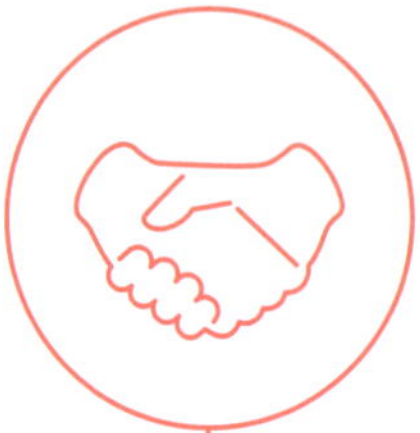

必須要讓周圍的人知道自己有發展障礙嗎？

對策

- 不明說也OK，但是還是要找個可表達真實自我的地方
- 如果與交往對象有結婚的打算，就應告知對方
- 告知是為了讓雙方都可有所準備
- 告知後要如何繼續一起前進才是重點

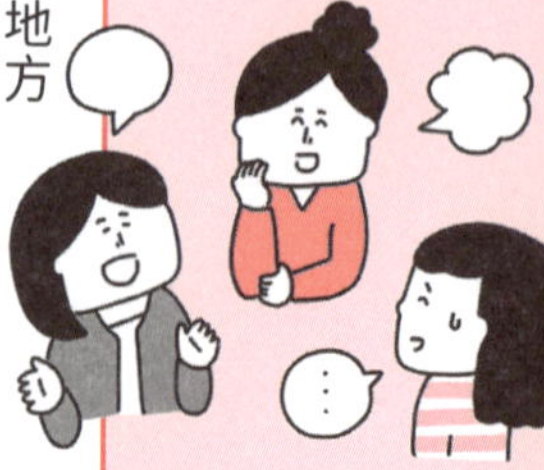

事例　讓大家知道感覺很恐怖！

「差不多可以考慮住在一起了吧？」男友這麼說著。雖然我非常高興，但是更多的是焦慮跟不安。我不僅不會做家事、房間更是相當髒亂，要是一起住的話這些狀況不就會被男友發現了嗎。如果討論到結婚的話，也要跟男友坦白我有ADHD的事吧。明明知道一定要告訴他的，但卻一直無法鼓起勇氣。如果被討厭該怎麼辦呢？真的是太恐怖了！

原因　不習慣傳達這樣的事情

比起在幼童時期就被診斷為ADHD或ASD的人，在成人後才被診斷的人「發展障礙經歷」較短。其實並不是在長大人成後才突然有發展障礙，而是在成人後才被診斷出來。**也因認知到自己有發展障礙的期間較短，因此並不習慣向其他人傳達自己有發展障礙的狀況**。

特別是發展障礙就像是「個性」被貼上了「障礙」的標籤一樣，有許多人自己都還無法消化這樣的變化。也因此更難告訴他人，大多都是一個人獨自面對這樣的狀況。

也有很多人相當煩惱是不是應該要讓舊識或是在診斷前就一起工作的人知道這樣的情形。因為發展障礙並非疾病，所以不是「變成」有發展障礙，而只是被「判斷」出有發展障礙這樣的特質。

明明自己沒有改變，如果告訴身邊的人會不會破壞一直以來友好的關係呢？因為抱持這樣的疑慮，大部分的人會選擇隱藏自己發展障礙的特質，盡可能的不讓身邊的人發現。

解決方法

不明說也OK，但是還是要找個可表達真實自我的地方

發展障礙的程度、特性、人際互動狀況因人而異，是否需要告知他人這件事也沒有絕對的正確答案。**對大部分的人來說，讓周圍的人知道這件事反而會有更大壓力，因此也就沒有一定要告知他人的必要性**。

因為不是在做什麼壞事，便不需要因為「隱瞞」或「保密」而感到內疚。筆者自身經驗而言，當被問到「你一定有ADHD對吧？」(這樣的問法雖然讓人感覺相當失禮，但是筆者遇過不少次這樣的狀況) 的時候，可以不否認直接回答「是喔」簡單回應。大家可以依照自己的步調決定要公開到什麼程度。

但是其中有不少人會有「我絕對不想讓其他人知道」這樣的想法，尤其是女性特別容易有這樣的傾向。如前所述，如果公開自己的狀況反而會產生更大的壓力，因此沒有告知周圍的人的必要，但事實上許多人因獨自承受而情緒過載，最終倒下。

因為不想要被發現，而出現「我一定要表現得跟平常人一樣」的想法而過度迎合他人，最後心裡飽受「沒有人理解我。對誰我都說不出口」這樣的折磨。在無法承受之前先找一個能傾吐的場所吧。

我建議**參加為了同有發展障礙的人舉辦之聚會，不僅可分享各自的煩惱以及生活方式，也可因有所共鳴而獲得抒發**。相關活動可以在kokuchpro (日本的全方位活動管理與集客平台) 輸入「發展障礙 當事人聚會」進行搜尋。

近期也有許多線上的當事人聚會，參加門檻降低也比以往低，在地的居民也可以參與。

筆者所經營的Decojo也有舉辦線上聚會，提供以大阪為中心，舉辦女性限定的發展障礙當事者會，有興趣的人可以參加看看。

當然除了當事人聚會外，也可以尋求諮詢或是與醫生討論。另外也可以在LINE搜尋公開群組或是提供發展障礙者聚會的空間，都是不錯的選擇。

在這裡的人際互動都是沒有告知自己狀況的義務，如果有涉及法律文件或正式程序時，絕對禁止虛偽陳述與不實申報。遵守法律的規範是最大的前提。

找出可以表達真實自我的地方

- 受發展障礙困擾的當事人聚會
- 前往諮詢或與醫生討論
- LINE的公開群組
- 提供發展障礙者聚會的空間

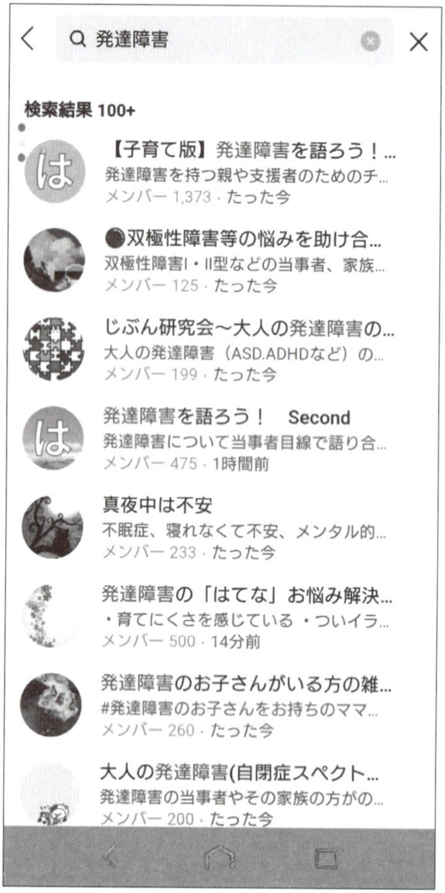

在LINE搜尋較多人參加的公開群組

如果是戀人關係，在結婚前告知比較保險

雖然說「不告知也ＯＫ」，但如果已經討論到結婚的階段，還是告知對方比較好。如果不先告知，結婚後可能會成為引發衝突，或是成為導致離婚的原因。

特別是有在醫院就診、持有身障者手冊或明確診斷為發展障礙的狀況時，如不事先告知，也有可能會在辦理結婚手續時被發現。

以日本為例，在結婚後想要購買保險，這時就必須出示發展障礙診斷的相關證明，才可依據審查的結果決定是否能加入保險。另外像是房貸等要加入團體壽險時也會遇到一樣的狀況。

再來如要將配偶列入扶養，有些公司也會需要提供配偶健保的使用經歷，如有曾前往身心科進行診療，這類的資訊也會看得到，這些狀況都要一並納入考量。

如有打算孕育下一代，在懷孕的過程中可能無法服用目前吃的藥物，這時候就必須讓對方提供更多的協助及體諒。

為了要維持婚姻穩定的狀態，事前告知對方自己的狀況是有其必要存在。雖然可能會因爲發展障礙而感到自卑，但無論是否涉及發展障礙，健康相關疑慮事先告知更能建立雙方互信基礎。**並不是因爲有發展障礙迫不得已必須告知對方，而是為了要能維持長久的婚姻關係，而轉達相當重要的事情**。

理想上來說告知是為了讓雙方都可有所準備

告知是一種方法而非目的。所以不要太過期待在告知對方後，對方會因自己有發展障礙而更加包容，或是有「說出來後也許會更輕鬆？」這樣的想法。另外要注意也有可能因告知的方法導致對方出現「突然跟我說你有ADHD，那你要我該怎麼做才好呢？」這樣的想法而感到相當困惑。

如果目的是希望對方能更體諒自己並改善雙方間的關係，**告知自己有發展障礙只能說是其中一個方法而已**。如果僅單純告知自己有ADHD或是ASD是不足夠的，好好的說明及傳達自己的狀況及特質才是最重要的。詳細的情境可以參考第31頁之說明。

除了自己需要做好準備外，對方也有做好心理準備的必要。因為若平時僅限討論工作上的事情，突然告知「我有ADHD」，勢必會嚇一大跳並出現「怎麼可能？」的想法且難以接受。**理想作法是在日常透過循序漸進的自我揭露逐步鋪墊，待對方具備理解基礎後再正式坦承**。

但是在這過程中，也可能會遇到有人會說「什麼發展障礙應該是藉口吧！」這種較極端價值觀，如果是這類型的人反而不要明講比較妥當。建議透過試探性交流來判斷對方是否值得信任。

告知後雙方間的妥協也相當重要

在告知對方後，要特別注意避免用發展障礙做後盾，出現「我就是有ADHD啊有什麼辦法啊！」這種放棄討論的狀況。說出這種話，對方也沒辦法有任何反駁的餘地，但是雙方的關係也不會好轉。無法讓對方繼續表達意見及想法，導致雙方失去妥協空間。這正是剝奪對方話語權的致命關鍵詞。

老實說，我完全理解發展障礙族群想坦白的迫切心情。當被不斷被質問「為什麼做不到呢？」的時候，確實會忍不住想脫口而出。其實對於這種「為什麼？」的提問，答案絕對就是「因為ADHD」。但即使知道ADHD這個原因，問題仍無法解決。

在這裡就先不要多加爭辯，**最重要的是找出兩邊都能接受的解決方案**。

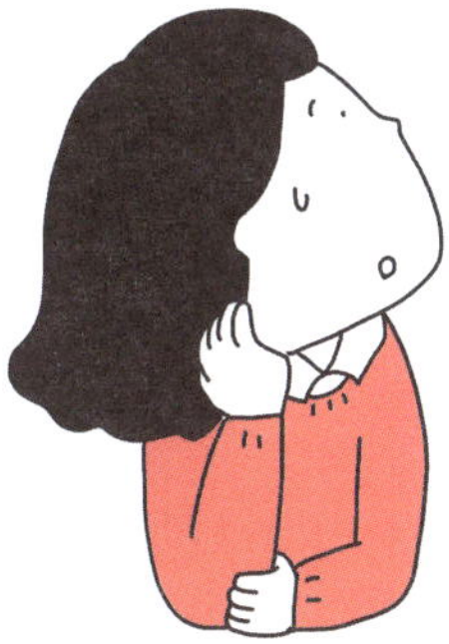

放棄討論及改善範例之差異

負面範例

①

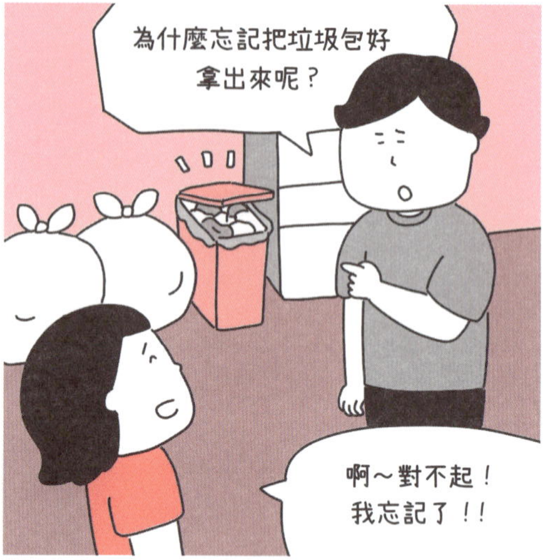
為什麼忘記把垃圾包好
拿出來呢？
啊～對不起！
我忘記了！！

②

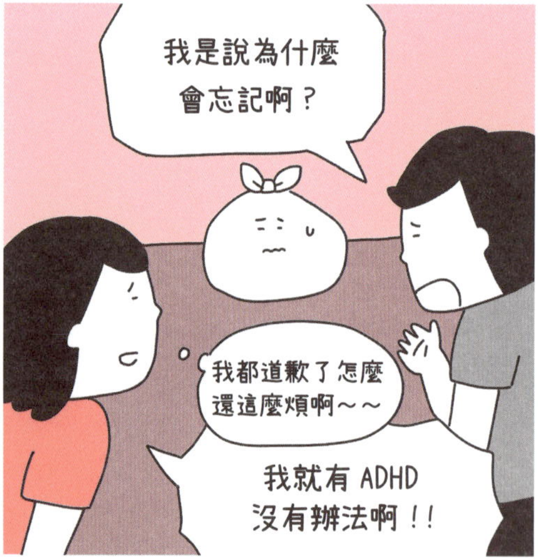
我是說為什麼
會忘記啊？
我都道歉了怎麼
還這麼煩啊～～
我就有 ADHD
沒有辦法啊！！

③

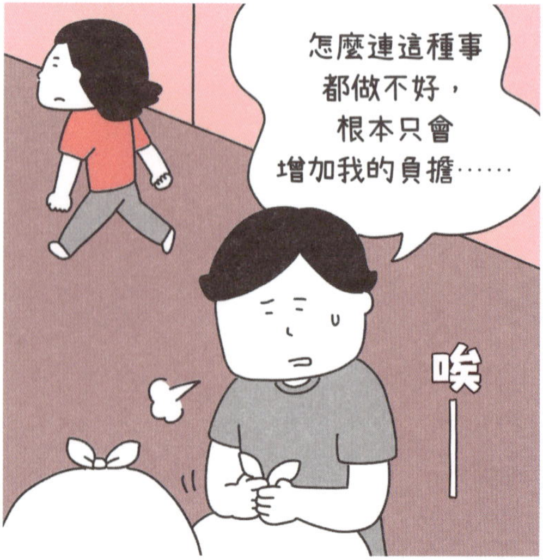
怎麼連這種事
都做不好，
根本只會
增加我的負擔……
唉——

改善範例

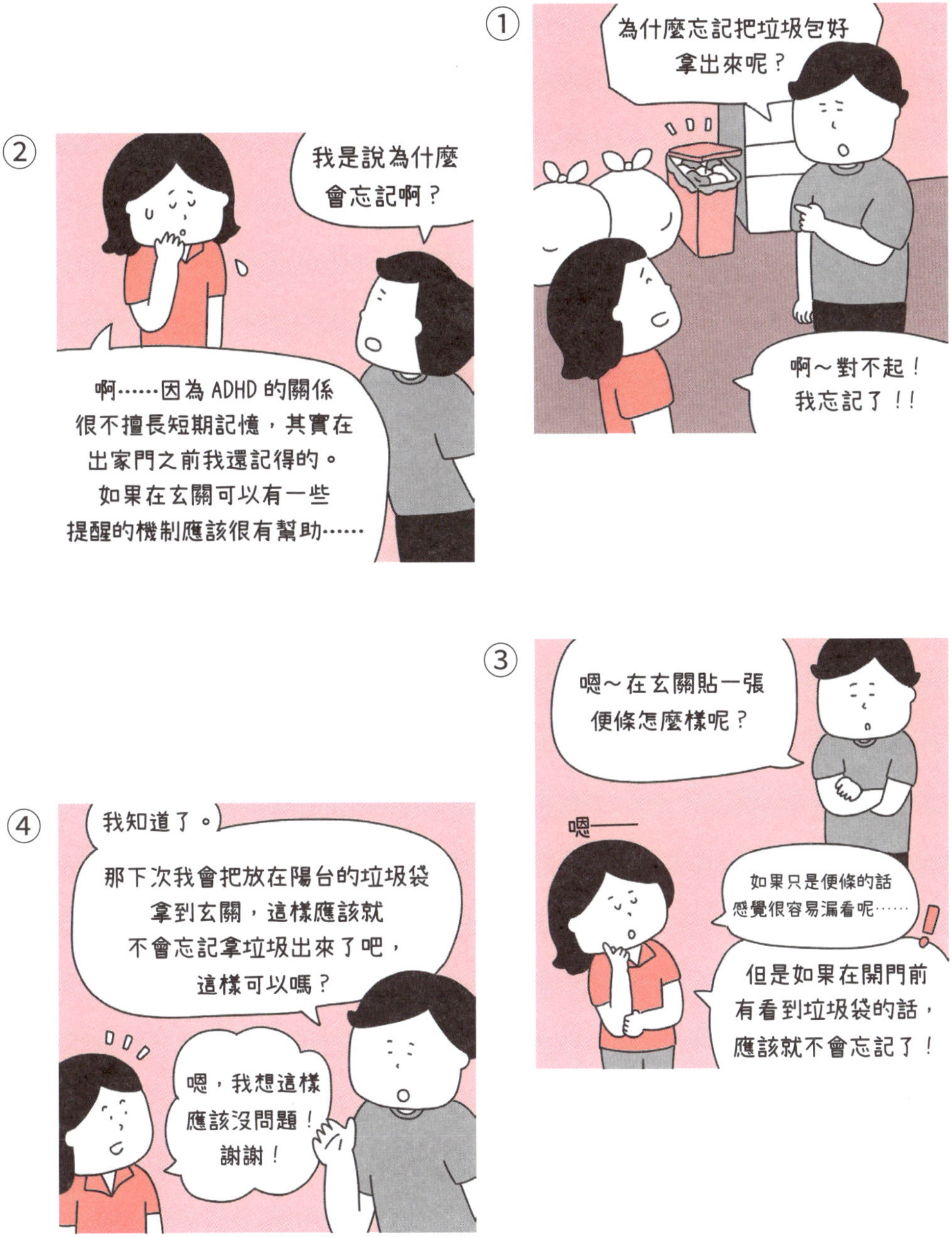
①
為什麼忘記把垃圾包好拿出來呢？
啊～對不起！我忘記了！！
②
我是說為什麼會忘記啊？
啊……因為 ADHD 的關係很不擅長短期記憶，其實在出家門之前我還記得的。如果在玄關可以有一些提醒的機制應該很有幫助……
③
嗯～在玄關貼一張便條怎麼樣呢？
嗯——
如果只是便條的話感覺很容易漏看呢……
但是如果在開門前有看到垃圾袋的話，應該就不會忘記了！
④
我知道了。
那下次我會把放在陽台的垃圾袋拿到玄關，這樣應該就不會忘記拿垃圾出來了吧，這樣可以嗎？
嗯，我想這樣應該沒問題！謝謝！

Column

日本的居宅介護服務是什麼？

不僅家事無法做好，家中更是亂成一團，在日常生活上有遇到這種困擾的人，請試著評估是否要利用居宅介護的服務。

居宅介護是由日本地方政府提供，協助有需要的人士能獨立自主生活的一種服務。對於持有身心障礙手冊，在日常生活中遇到困難的人，提供派遣照護人員、整理打掃、料理等家事上的支援服務。

有興趣的人可以詢問居住地之相關政府單位，確認是否有提供相關服務。費用的部分則會依地區有所不同，以筆者居住的大阪市為例，大概只需支付實際費用一成左右的金額。

以下將簡單介紹居家照顧服務的使用流程。

①向地方政府窗口提出居家照顧服務申請

確認自己居住的地方政府是否有提供居宅介護服務後，再提出申請。別忘了攜帶身心障礙手冊。

②受理申請後，相關人員進行到府評估

服務依照需要的支援程度分成不同等級，為了決定要提供哪種協助，會先派專員進行家訪調查。除了環境評估，也會一併詢問生活的狀況，這時請照實回答。

③製作服務使用計劃書

使用居宅介護的目的為何、需要使用多長的時間等，擬定相關計畫。針對特定服務，也有專家協助準備相關資料的諮詢公司。

④核發使用者證明

順利通過申請確認可以使用居宅介護服務後，便會提供使用者證明。

⑤分配介護人員並開始服務

跟照護人員討論自己的煩惱，確實告知自己需要幫助的部分。

以上是簡單的申請流程。實際所需時間依地方政府而異，通常需數個月才能啟動服務。

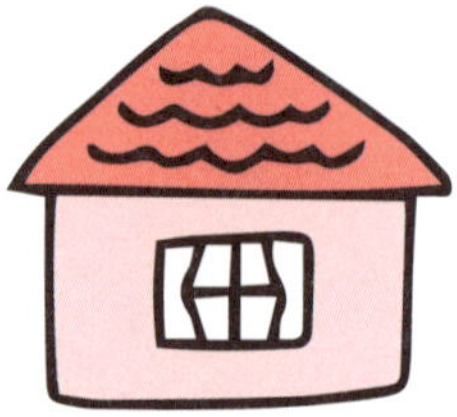

第 6 章

想解決女性常見的煩惱

即使笨拙或缺乏品味也沒關係

想畫出漂亮的眉毛、想要穿著時尚不顯突兀、想要正確的使用衛生棉。一般女生可以輕鬆上手的事情，對有發展障礙的女性來說卻有可能困難重重。只靠努力解決事情的時代已經結束了，用便捷的服務及小物輔助才是王道。

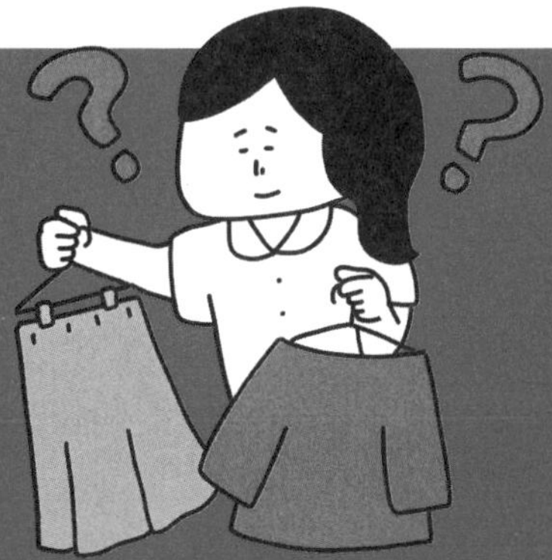

無法掌握時尚流行

對策

- 把搭配的工作交給他人
- 找到適合自己的個人色彩

事例

這樣搭配好嗎？會不會奇怪呢？

每天早上在選衣服的時候總是要花上好多時間，倍感壓力。

明明是覺得穿起來很可愛才買的裙子，卻不知道應該要搭配什麼上衣，最後只好又收起來。

到最後又選了跟之前一樣的風格，導致部分衣服重複穿搭的頻率特別高。

雖然買了新衣服，但總覺得有點不大對，舊衣服都已經破破爛爛的，卻還是捨不得丟掉，常常拿出來穿。

特別日子的搭配更讓人煩心。像是約會、聚會、旅行、家長參觀日等，究竟什麼才是符合TPO*的服裝呢。

一旦被指定「衣著規範（dress code）」更是讓人感到焦慮。一邊擔心這樣的穿著會不會奇怪呢？會不會太突兀呢？一邊就這樣戰戰兢兢地迎接當天的到來。總覺得，時尚搭配真的讓人感到好疲倦啊。

原因

不擅長適應改變

流行趨勢變化快速，可能前陣子被人為「可愛」的服裝，最近卻被認為相當老土，這樣的狀況相當常見。有ASD傾向的人，**比起變化更偏好固定的服裝搭配**，所以更難理解一般女生對於流行的執著與努力。

另外，流行也會受到年紀的影響，這也讓衣服的選擇更加困難。因沒有明確的說明○歲的人應該避開這類型的流行服飾，這種模糊界

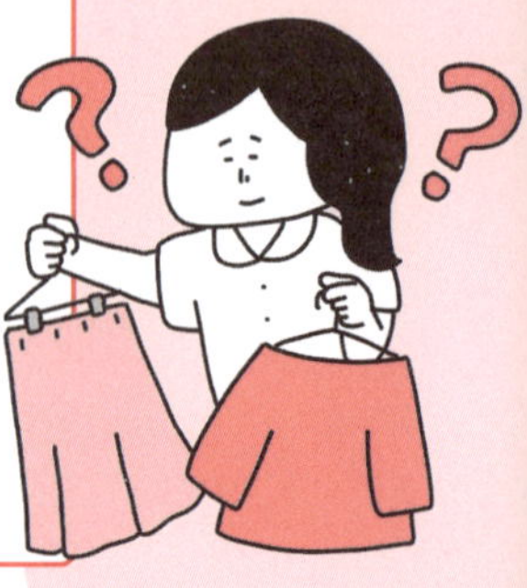

譯註：指的是服裝搭配原則。T是Time（時間）如季節、天氣；P是Place（地點）如室內或室外；O是Occasion（場合）如婚宴或是會議。

線對發達民來說在**理解上更是有相當的困難**。

再來，穿著搭配也需要應前往的場所不同而有所調整。家長會、朋友的結婚典禮、拜訪戀人的父母、小型派對等場合，必須依據情境挑選適合的服裝。加上年齡等考量要素，除了自己穿得開心，還要考量自己想要給其他人什麼樣的印象，再挑選合適的服裝搭配。

考慮流行、年齡、場合等數個條件後所決定的服裝搭配，可說是一種非語言的溝通模式，這對不擅長溝通的發展障礙當事人來說無疑是一大挑戰。

有一部分有發展障礙的人對於圖形的想像有相當的障礙，也因此也**很難在腦中想像服裝搭配的樣態**。在購買衣服時，像是要跟什麼樣的服飾搭配、家裡有沒有類似的衣服、有沒有其他搭配方式等，類似的問題在腦中轉來轉去卻一直無法得出結論，這可能就是受發展障礙特質的影響所造成的狀況。

解決方法 交給他人更輕鬆！

如前所述，在選擇衣服時必須要考慮到許多不同的狀況，相當不容易。如果你不是「喜歡自己思考穿搭」的人的話，**把這件苦差事交給其他人協助會輕鬆許多**。

舉例來說，有由AI協助挑選衣物的APP。只要將衣櫥裡的衣服拍照並上傳「**XZ（クローゼット）**」這個應用程式，XZ就會提供一週的衣服搭配方案。也可以同時上傳鞋子及裝飾品等配件，如此一來就可避免終於搭配好衣服後到了玄關才發現「沒有適合搭配的鞋子！」這樣的窘境。

更棒的是，不僅可以根據年齡調整搭配上的建議，更會參考天氣狀況修正穿搭提案，如此一來就可避免因為沒注意到天氣隨意穿了衣服，最後才驚覺「今天原來還蠻冷的呢！」這樣的狀況。

如果覺得拍照很麻煩，也可以在網路上搜尋照片直接上傳即可。

雖然在一開始使用時會需要花上些時間設定，但為了將自己擁有的衣物發揮最大的效用，也為了減少購買不必要衣物的浪費，以經濟層面的考量來看，這樣的努力還是非常值得。

不擅長自己購買衣服的人，可以試著使用**衣服租借服務**。以日本來說，有不少衣物租借的選擇，其中推薦「airCloset（エアークローゼット）」及「Rcawaii（アールカワイイ）」等，由設計師幫忙搭配的服務。

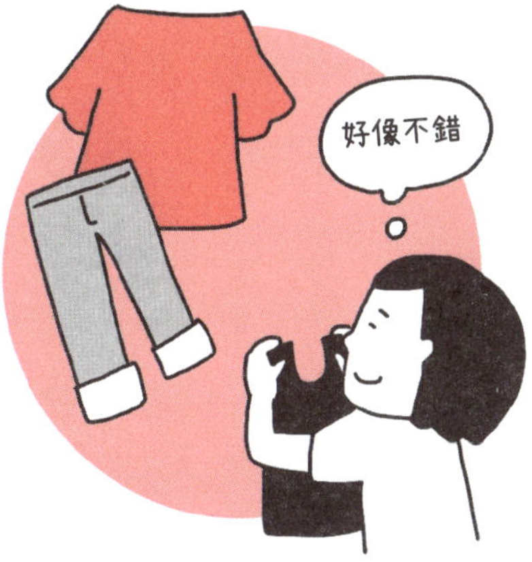

登錄自己的尺寸後，輸入想要穿著的場合、服裝偏好以及其他需求，便會提供搭配好的服裝建議。雖然有不同的方案可選擇，但最划算的還是借到飽方案，只要一個月支付約9800元日圓的費用，每次可以租借3件，歸還後又會再次寄送新的3件服裝。

如果在租用後，向服務方回饋租借服裝的感想，設計師便會在下一次穿搭時進行調整，隨著租借的次數累積，租來的服飾也會越來越符合自己的喜好，這也是一大樂趣。雖然依方案不同，每次寄送的服裝以3件為主，難以完全靠租借滿足每日穿搭需求，但對於週末出遊或婚禮等正式場合的禮服需求，選擇性使用十分理想。而且無需自行送洗的特點也相當便利。

針對不擅長購物的人，還有**由擅長搭配者提供造型規劃的服務**。「Code Tike（コデチケ）」是一個媒合不擅穿搭及善於搭配的人的仲介媒合平台。只要符合條件，便可以提供購物陪同服務。根據協調者不同，陪同費約每小時1000～5000日圓左右，以有專業人士陪同挑選的角度來看，這個價格相當實惠。

知道更方便！個人色彩分析

個人色彩指的是從與生俱來的特徵，找出最適合這個人的顏色。「不知道爲什麼穿這件衣服看起來很老氣」、「口紅的顏色塗上去之後和自己想像中的樣子完全不同」，這種「好像哪裡不大對」的狀況，就可能是因為**所選的個人色彩不適合自己**的緣故。

個人色彩分成春、夏、秋、冬季四種類型。只要知道自己屬於哪個類別，就可以藉此判斷哪些顏色適合自己。每一種類別都有自己適合的顏色，如果在顏色選擇上常遇到困難的人，可以參考看看。有個人色彩作為基準，不僅是在選擇衣服、配件，甚至是化妝的選色上都會自然而然地變得更容易。選到適合的顏色不只是好看，整體也會感覺顯得氣色良好且年輕有活力。

只要以「個人色彩　自我檢測」關鍵字進行搜尋，使用檢查清單簡易測試後，就可以得知自己的個人色彩。另外若使用Visée的「Pasokara（パソカラ）」服務，直接以手機開啟應用程式並上傳個人照片即可輕鬆診斷。想進行專業檢測者，建議用關鍵字搜尋「個人色彩檢測　居住區域」。個人色彩分析師會將不同顏色的布料放在臉旁確認合適與否，進一步找出適合的顏色。

另外，有些百貨公司也提供價格相當實惠的檢測服務。如果到美容沙龍進行詳細的檢測，多數可以獲得更多具體的建議。比較後再決定要去哪裡做檢測吧。

日本的服裝搭配服務

●XZ（クローゼット）

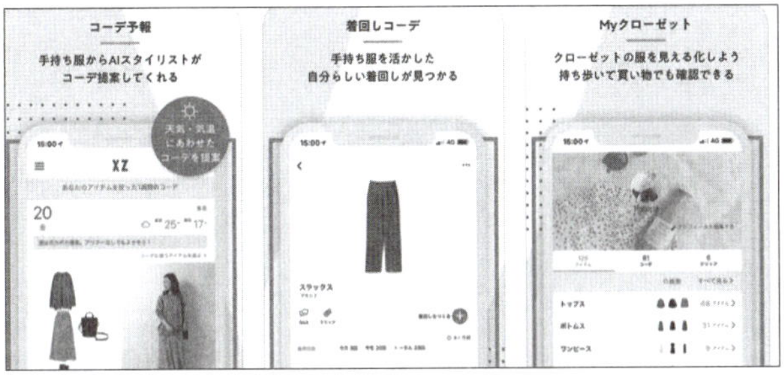

- 利用既有的服飾搭配，以同樣的衣服自動提供不同的穿搭組合意見
- 依據所在地之天氣、氣溫提供穿搭的建議
- 可以將當天搭配的衣服記錄在行事曆中，如此一來便可以查閱在何時與什麼人見面的時候是穿著什麼樣的衣服

●airCloset（エアークローゼット）

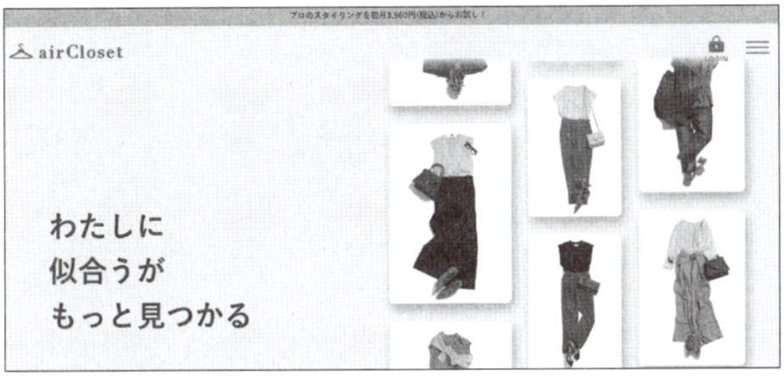

- 月費9800日圓便可以使用的衣服租借服務
- 可以從30萬件品項中挑選
- 由專業設計師協助挑選適合的衣服

●Rcawaii（アールカワイイ）

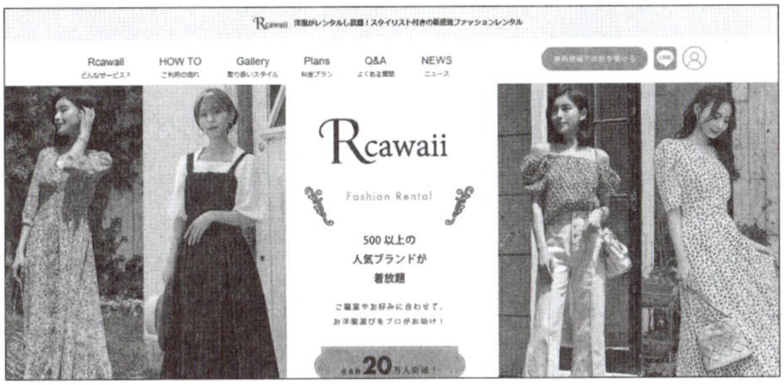

- 月費9980日圓便可以使用的衣服租借服務
- 有500個以上的人氣品牌提供挑選
- 試穿後若喜歡可購買商品

●Code Tike（コデチケ）

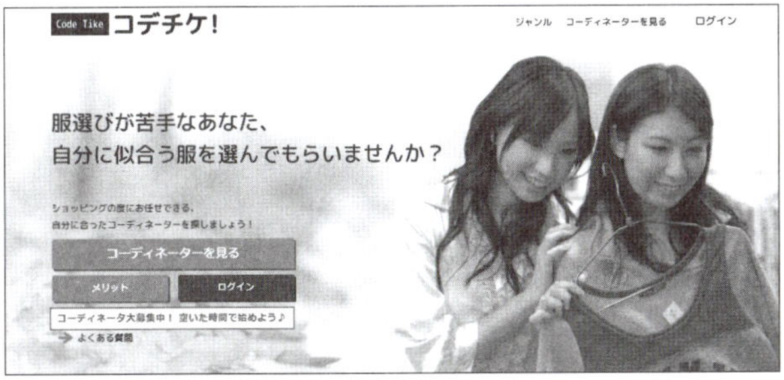

- 為不擅長穿搭者提供搭配師協同挑選合適服裝的服務
- 陪同費用依搭配師不同而有所差異

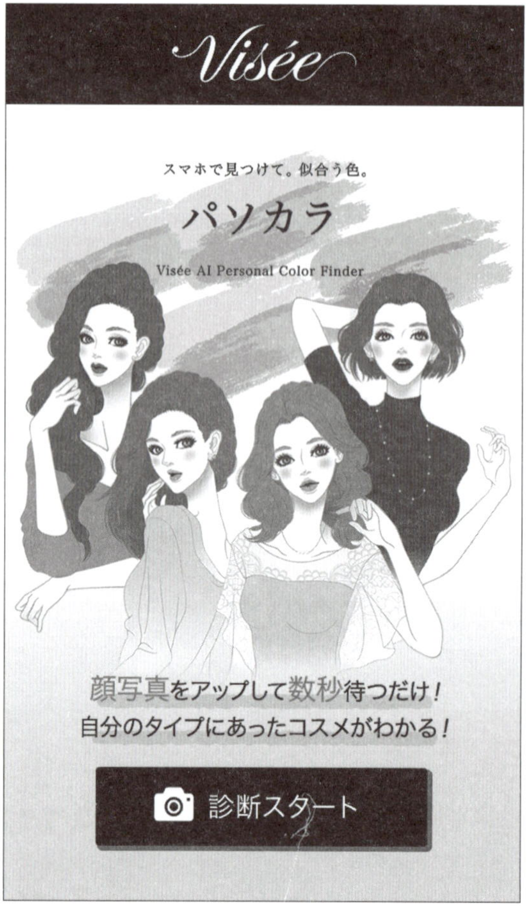
Visée
スマホで見つけて。似合う色。
パソカラ
Visée AI Personal Color Finder
顔写真をアップして数秒待つだけ！
自分のタイプにあったコスメがわかる！
診断スタート
在手機上利用Visée的「Pasokara（パソカラ）」APP
便可輕鬆找出適合自己的顏色

個人色彩的診斷方法

	自我診斷網站	用臉部照片診斷	由色彩分析師診斷
價格	◎ 幾乎都是免費	◎ 幾乎都是免費	△ 數千～數萬日圓不等
正確度	△	○ 只要拍攝方式正確	◎
簡易度	◎ 數分鐘便可完成	○	× 詳細的檢測需花費 2小時左右的時間

知道個人色彩後……

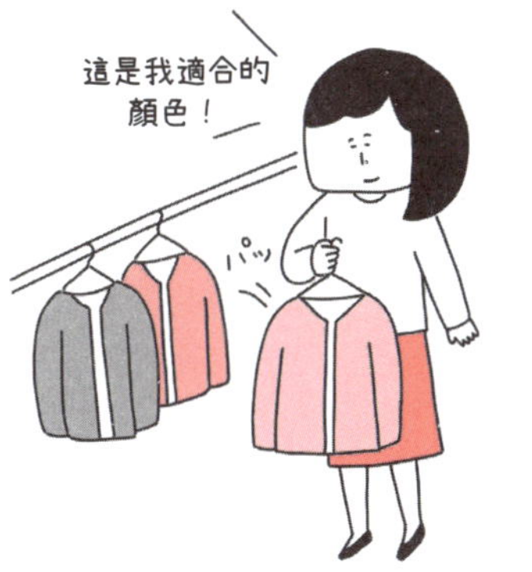
這是我適合的顏色！
パッ

在選擇衣服的時候較不會感到困擾

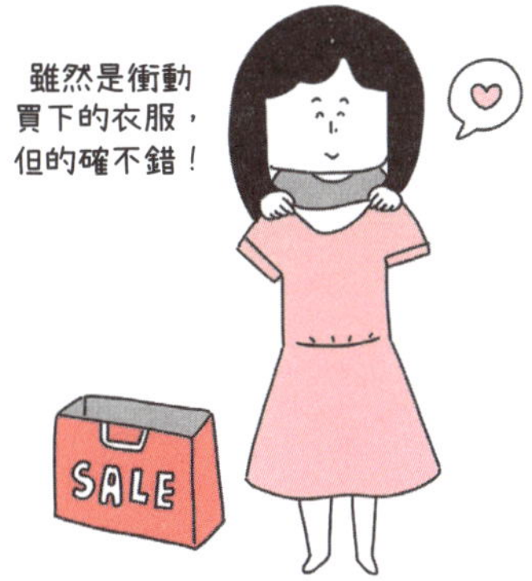
雖然是衝動買下的衣服，但的確不錯！
SALE

雖衝動購買，但實際穿上後發現不太適合的衣服變少了

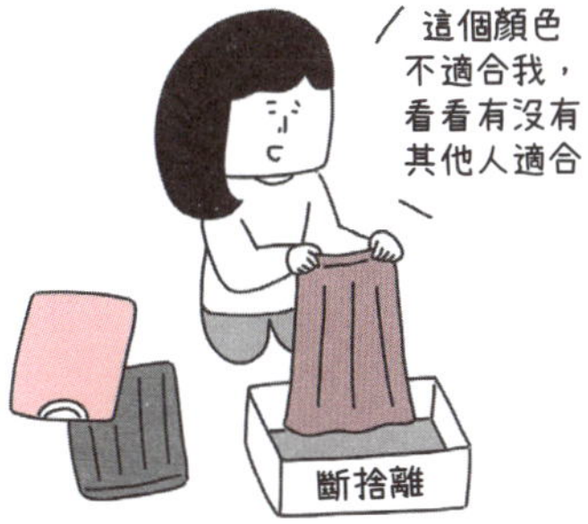
這個顏色不適合我，看看有沒有其他人適合
斷捨離

可以作為衣物斷捨離時的判斷標準

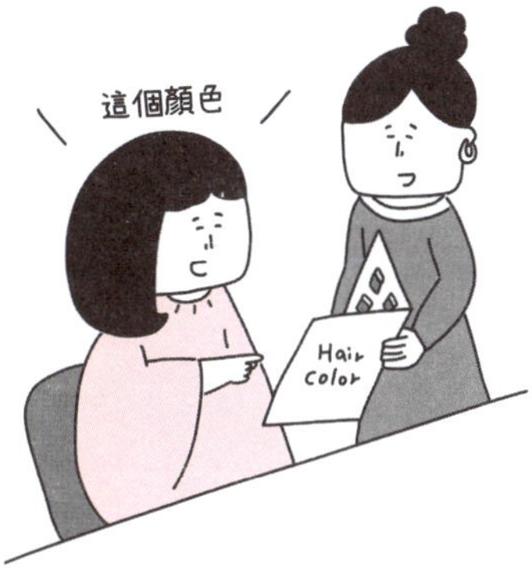
這個顏色
Hair Color

染髮選擇髮色時可作爲參考

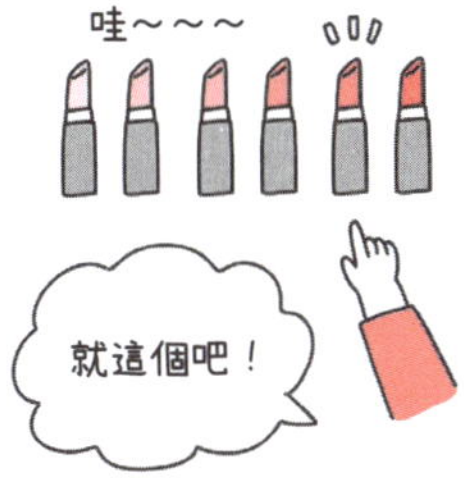
哇～～～
就這個吧！

能夠從相似色調的化妝品中，找出適合自己的顏色

想辦法讓土氣的鞋子變得時尚！

對策

○準備2～3雙主力常穿鞋款

○量測自己的腳型挑選合適的鞋子

事例

我的鞋子其實很奇怪嗎？

數年來我愛不釋手的運動鞋，不管是颳風下雨、出遊或是通勤，總能讓我的雙腳保持舒適。幾乎每天都穿著這雙鞋。

雖然運動鞋不太搭配今天的衣服，但是穿高跟鞋腳很不舒服，還是運動鞋好了。

但是家人卻說「你也太誇張了，差不多該換雙新的了吧，破破爛爛的好丟臉」。

這雙運動鞋的確看起來是相當破舊，但是對我來說覺得是還可以穿。畢竟新的鞋子很難馬上合腳，要穿到習慣又很花時間，實在不太想換。等到完全不能穿之前，就這樣繼續穿吧。

原因

不知道也沒有注意到何時該丟掉

具有ASD特質的人，只要是喜歡的東西會不自覺的一直使用下去，常出現即使東西已經不堪使用卻持續使用的狀況。雖然愛惜物品是很好的習慣，但也因為這樣不好指責，直到東西真的被超出使用，被他人嫌棄後才覺得不好意思。

穿習慣的鞋子是不是已經穿到需要替換的境界，其實沒有明確的標準，到底應不應該丟掉對於發達民來說更是難以判斷。

因此會不斷拖延換鞋子的時間，但是若持續穿著鞋底受損的鞋子的話，對腳會造成相當大的負擔，不僅如此，因平衡變差導致身體出現歪斜的狀態，因此需要留意鞋子的使用壽命。

另外，有ASD特質的人**通常對自己使用的東西有一定的堅持**。較

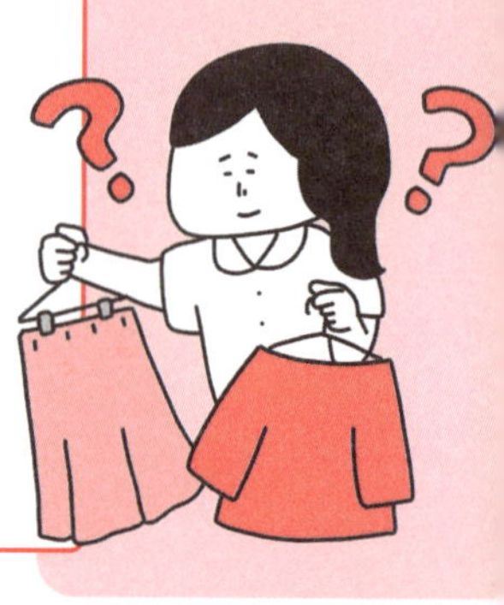

常見的是在使用的過程中有一定的堅持。

舉例來說，一開始不經意使用的枕頭因為使用多年變得扁扁的，但是那種塌陷程度變得舒適。新毛巾總覺得用不習慣，觸感也不好，最後還是拿舊的來用。

如此一來，有人在長期使用中產生喜愛，無法理解為何要花錢買不合適的新品。這或許不該稱為經年劣化，而應該說是新品無法呈現的魅力。

在類似這樣的狀況下，即便想要買相同的東西，也常發生已經停止販售或是連製造商都無法確認的狀況，導致現有物品更難以捨棄。尤其鞋子特別容易出現歲月使用的痕跡，加上新商品推陳出新，後續就更難購入相同的鞋款。

即便知道「今天的衣服不適合搭配運動鞋」，但還是對高跟鞋敬而遠之。事實上，時尚鞋款與發展性特質人士的相容性並不好。

有些有發展障礙的人因為過於敏感，不習慣像包鞋這種緊密包覆足部的鞋款；也有些人是粗心大意類型，穿著高跟鞋的時候，很容易卡進溝槽或是跌倒，因為覺得危險而無法穿著。

像模特兒穿的那種細高跟鞋根本是天方夜譚，有些人甚至幾乎不穿任何帶跟的鞋子。

解決方法

準備2~3雙主力常穿鞋款

捨不得換掉穿習慣的鞋子，也不知道什麼時候該換鞋的人，可以**定期更換鞋墊，藉此延長鞋子的使用年限**。考量到平常通勤及通學等狀況，一週會穿五次以上的鞋子類型需備妥2~3雙。

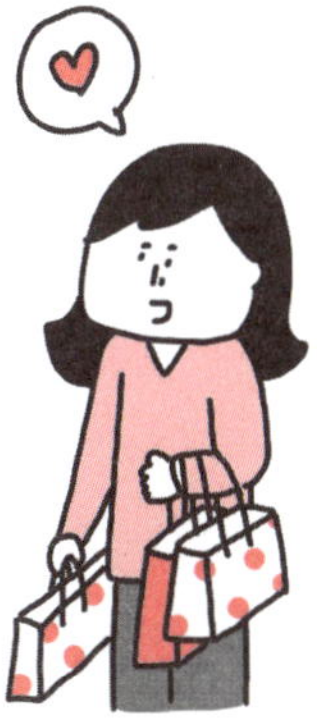

決定好是要穿運動鞋還是高跟鞋，在挑選出主力鞋款後準備2~3雙替換使用。如果每天穿同一雙鞋子的話，鞋子消耗的速度會相當快，利用輪流交替使用的方式可以大幅降低鞋子的損耗機率。

另外，**購買的時間可以相隔半年~1年左右，讓劣化時期錯開也非常重要**。要盡可能地減少突然失去喜歡的鞋子帶來的失落感。如此一來，也讓自己有「即便換掉這雙鞋，家裡還有2雙可以穿出去的鞋子，沒問題的！」這樣的想法，在需更換鞋子的時候也能更容易下定決心。

這類主力常穿的鞋款還有顏色最好要相似。難得買了好穿的鞋子，如果因為「今天還是穿黑色的鞋子好了」這樣的想法，而依然持續穿特定的黑鞋的話，這樣買新鞋就失去意義了。

如果不清楚何時該換鞋子的人，可以建立「**購買的時候就是換鞋的時機**」這個方法。也就是在每年購

該換鞋子的徵兆

該換運動鞋的徵兆

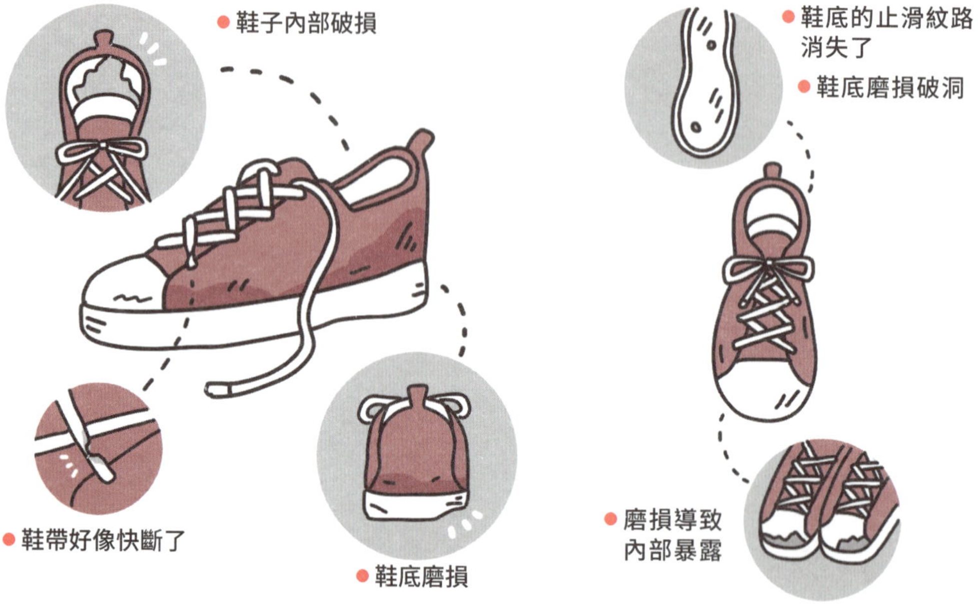

鞋子內部破損
鞋帶好像快斷了
鞋底磨損
鞋底的止滑紋路消失了
鞋底磨損破洞
磨損導致內部暴露

共同點 即使清洗後氣味仍然濃烈

該換高跟鞋的徵兆

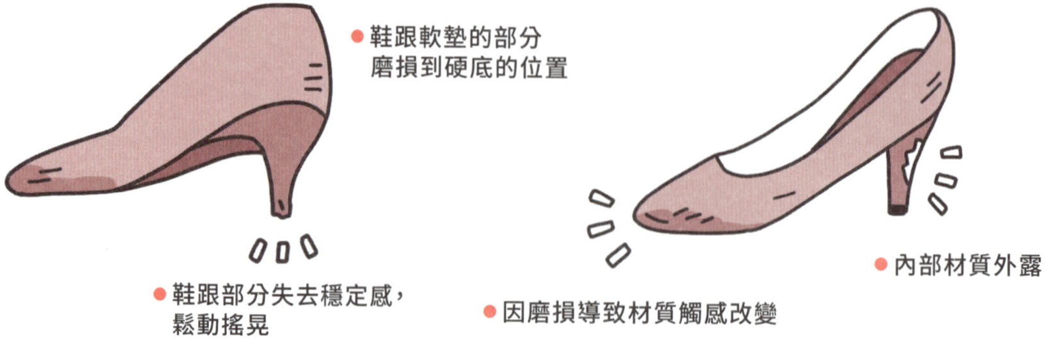

鞋跟軟墊的部分磨損到硬底的位置
鞋跟部分失去穩定感，鬆動搖晃
因磨損導致材質觸感改變
內部材質外露

共同點 即使清洗後氣味仍然濃烈

入一雙主力鞋款時，就在同時要丟掉一雙目前最舊的鞋子。只要建立這樣循環的習慣，便可確保穿出門的鞋子都維持在相當的狀態，不至於破爛不堪。

當然，換鞋的周期會受到行走的距離、步行的方式以及鞋子的類型影響而有所不同。但一般來說，日常生活中穿的運動鞋或是高跟鞋，建議以穿了1~2年或是走了400~500公里作為替換時間基準。如果還是捨不得替換鞋子的人，可以參考右頁關於該換鞋子的徵兆進行評估。

選購好走高跟鞋的小秘訣

即便極力避免穿上高跟鞋，但礙於職場規範、婚喪喜慶或在求職的場合，有時仍不得不穿。

近年來雖然已經沒有強烈的要求必須一定要穿高跟鞋，但還是有許多場合高跟鞋會是較為合適的搭配選擇。既然如此，與其一直想著「穿高跟鞋很痛真討厭」，不如好好調整心情，既然要穿就要保持心情愉快。

只要能克服疼痛的障礙，其實穿高跟鞋是個相當容易可讓自己心情愉悅的方法。穿上高跟鞋後視線變高，可以看到跟平常稍有不同的景色，相當令人興奮。就像灰姑娘的玻璃鞋一樣，鞋子就像是會把自己帶到一個很棒的地方，帶給自己愉悅的感受。

如果因為疼痛或是不大好走而無法享受時尚帶來的喜悅那就太可惜了。為了回應女性的聲音，許多品牌也相當努力，推出相當豐富好走的高跟鞋款式。

不要因為是高跟鞋就感到排斥，既然必須要穿，就盡可能找一雙好看又好穿的鞋款吧。以下將介紹挑選高跟鞋的小秘訣。

①量好尺寸，購買合腳的鞋款

跟可以利用襪子或鞋帶調整的運動鞋不同，高跟鞋只要不合腳便會因摩擦而引起腳部不適。一般主流的選鞋方式是透過試穿選擇合腳的款式。最近則有先好量測尺寸，再提供合適的鞋款選擇建議這類服務出現。

ZOZOTOWN提供的ZOZOMAT能以毫米級精度進行足部3D測量。只要在ZOZOTOWN的網站申請，即可免費索取ZOZOMAT。只要利用ZOZOMAT和智慧手機即可完成足部測量。

完成量測後，ZOZO便會提供合適的鞋款選擇，如果有喜歡便可以直接購買。尺寸的適合度會以百分比呈現，相當容易理解。

另外也有客製化訂製高跟鞋的品牌。只要約1萬日圓，就可以在KiBERA或KASHIYAMA訂製專屬的高跟鞋。只要前往實體店鋪便可以進行量測，因此對尺寸不合的高跟鞋感到困擾的人，也可以考慮在此類店家訂製鞋子。

②挑選高跟鞋的重點

在挑選高跟鞋時雖然還是有個人偏好上的差異，但大致上可參考下列的重點進行挑選。

- 有鞋帶或腳踝帶設計：即使尺寸稍大，腳也不容易滑出鞋外，也可以避免因為腳腫脹消退時，鞋子鬆脫造成不適。
- 粗跟設計：增加穩定度。細跟高跟鞋容易卡進地面縫隙。
- 鞋跟高度3～5公分：對於不習慣穿高跟鞋者，建議選擇此高度區間，較不易搖晃，並且能適度拉長腿部線條。
- 鞋墊具緩衝性：硬質鞋墊易使雙腳疲勞，如果鞋墊本身沒有緩衝功能，建議另購緩衝鞋墊替換。
- 鞋頭部分不要太硬：過硬的鞋頭會擠壓腳趾造成疼痛，腳在腫脹時更顯緊迫不適。

③推薦品牌

品牌的選擇亦受個人偏好影響，以下建議僅供參考。

- asics WALKING：這是asics推出的日常生活系列鞋款。維持asics應有的品質有相當好的機能表現。鞋款設計相當豐富，除了高機能的高跟鞋之外，也有日常可以穿搭的鞋款。定價稍高，約在2萬日圓。
- Re:getA：是強調步行舒適與可愛設計的日本品牌。經過精密計算的凹凸設計鞋墊相當合腳，提供高度穩定感，穿著幾乎感受不到鞋跟的高度。鞋頭多為圓弧設計，腳板較寬的人穿起來也相當舒適，價格約落在6000～9000日圓。
- Crocs：雖以涼鞋聞名，但其實也有販售相當好走的高跟鞋選擇。使用與涼鞋相同的材質，乍看之下是相當普通的高跟鞋。但不僅輕巧又可直接清洗，在雨天的時候非常好用。價格約落在3000～6000日圓。
- Success Walk：是知名內衣品牌華歌爾旗下的鞋子品牌。有許多職場女性會喜歡的設計鞋款，穿起來也相當舒適，不愧是華歌爾推出的產品。講究且獨有的設計即便久穿也不易累。價格偏高約2萬日圓。

大家可以參考上述的重點，找出適合自己的鞋款。

高跟鞋選購秘訣

購買完全合腳的鞋子

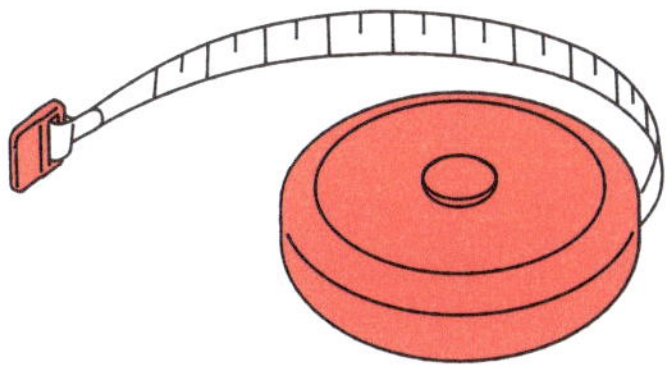

- 可以訂購製作
- 在店面購買之外，也可以在網路上找到類似的服務

挑選好穿、好動作的鞋子

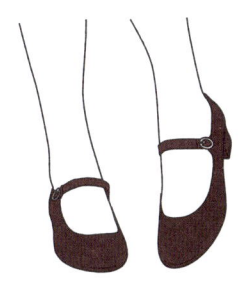

- 選擇有腳踝帶或鞋帶固定的鞋款
- 鞋跟粗一點，高度約3～5公分為佳
- 鞋墊要有緩衝的功能
- 鞋頭的地方不要過硬

推薦品牌

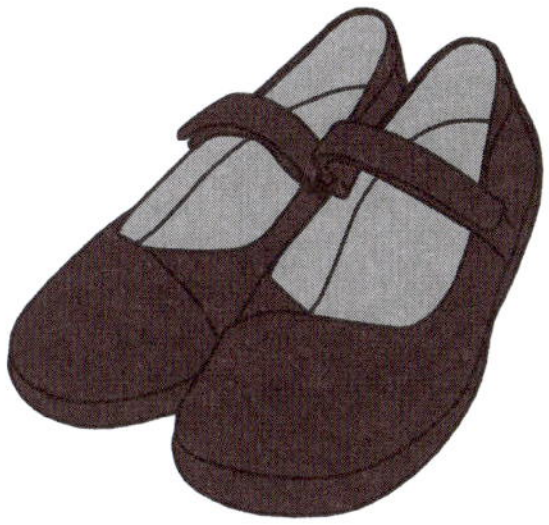

- asics WALKING
- Re:getA
- Crocs
- Success Walk

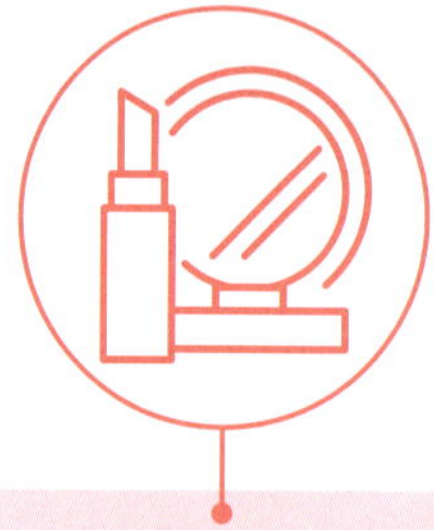

想要打造一個可愛的髮型！

對策

- 使用便利小物輕鬆打造時尚髮型
- 可以透過影片學習造型技巧

事例

雖然說髮型對女生來說極其重要……

因為覺得麻煩，好幾年都維持相同的髮型。有時候想要挑戰新髮型，卻因為看不懂髮型的說明圖只好作罷。

雖然試過了好幾次，但是手實在不大靈巧，總是沒辦法把後腦勺的造型綁得漂亮。試著用電棒捲，結果卻出現不自然的捲度。

整理髮型太困難了，即便決定好穿的衣服及妝容，最後髮型卻依然沒做什麼調整，一直維持一樣的造型。

明明想要更時尚一些，卻因為手拙，即便花時間還是沒什麼成效。

再加上也沒什麼時間跟精力整理髮型。常常偷懶沒吹乾頭髮就睡覺，結果隔天早上起床頭髮翹得亂七八糟。

為了讓亂翹的頭髮不要太明顯，只好把頭髮都往後梳綁起來，或是戴上毛帽來遮掩。

光顧著要如何整理頭髮就已經筋疲力盡了，根本完全無法享受變換髮型的樂趣。

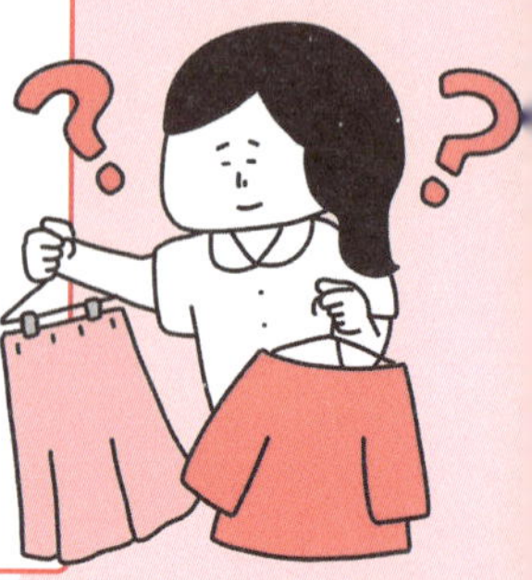

原因

沒有整理好髮型也會讓人失去做事的動力

手部動作不靈巧也是發展障礙的特徵之一。手工藝、裁縫、電玩遊戲等，不擅長這類需要靈活使用雙手的活動，就有可能是受到發展障礙的特質影響。特別是在整理頭髮的時候，因為操作的位置是在看不見的後腦勺，對於手部動作不靈巧的人來說，難度又高了許多。

另外，在有發展障礙的人當中，有一部分的人對於**圖片的理解較為**

困難，即便參考操作圖片或是說明，也可能還是無法完全理解操作順序。因此在確實學會整理頭髮的技巧之前，會先經歷一段倍受挫折的學習歷程。

而有ADHD特質的人，則因為**不擅長掌握執行日常的例行工作**，對於日常的頭髮保養也很容易敷衍了事。

容易出現洗完澡不吹頭髮、每天早上用整髮器或是吹風機整理髮型，無法確實預留整理頭髮的時間等，而隨意整理頭髮的狀況。有時候即便可以有多1分鐘的時間，他們也寧願把這1分鐘花在睡覺而不是整理頭髮。

解決方法 使用便利小物 輕鬆打造時尚髮型

不管是頭髮的保養或造型，只要善用便利小物便可以大幅減輕負擔。只要好好的使用便可輕鬆打造可愛髮型，非常建議大家試試。

針對睡前已經認真抹護髮油或是護髮乳，並有好好吹整頭髮才入睡，但是隔天睡醒頭髮還是亂糟糟的人，可以**試著使用舒眠護髮帽**。舒眠護髮帽指的是在睡覺時戴著可以包住整體頭髮的帽子。

蠶絲材質的舒眠護髮帽具有很高的保濕效果，能在睡覺時保護頭髮與枕頭間摩擦的損傷，從而達到防止隔天起床一頭亂髮的效果。因頭髮長度不同需購入不同尺寸的護髮帽，購買時需特別注意。

如果喜歡捲髮造型但又懶得使用整髮器的人，建議可以試試大創販售的**髮捲棒海綿髮捲**。只要在睡前固定好，隔天起床就會有捲髮的效果，不用花太多時間跟心思，輕鬆就做好捲髮造型。

這樣的海綿髮捲，即便是中長髮也可使用，長髮的人如果想在髮尾做出大波浪的造型也可使用。因為是海綿材質，在睡覺的時候也不會覺得卡卡的不舒服，是這個產品另一個相當吸引人的地方。

長頭髮的人建議可以試試**包頭捲髮器**。只要把頭髮夾好，經過一段時間就可以做出柔美的大波浪髮型，不需要使用整髮器，非常地方便。可在工作時維持包頭的狀態，工作完成後再把頭髮放下，好好享受蓬鬆柔美的捲髮造型。

如果覺得洗完澡後吹頭髮很麻煩，想要不花力氣又能維持頭髮最低限度清潔感的人，首先可以先試著把頭髮留長。留長到一定程度後可以直接把頭髮綁起來，睡醒的時候也較不容易凌亂。但是，要注意的是，如果不吹乾頭髮而讓頭髮長時間維持濕濕的狀態的話，不僅很容易感冒，甚至可能會出現頭皮發

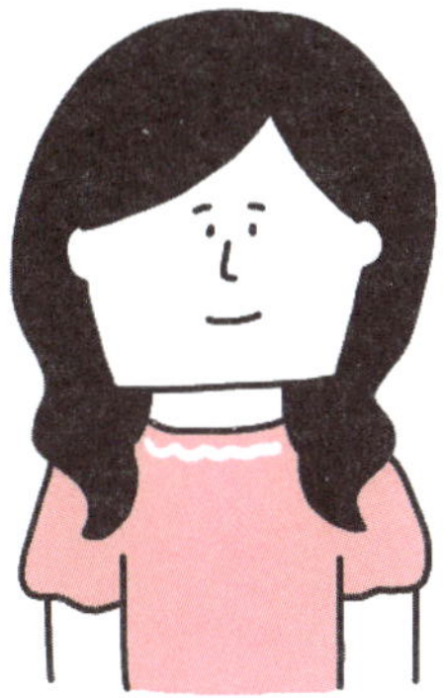

減輕整理髮型負擔的便利小物

包頭捲髮器

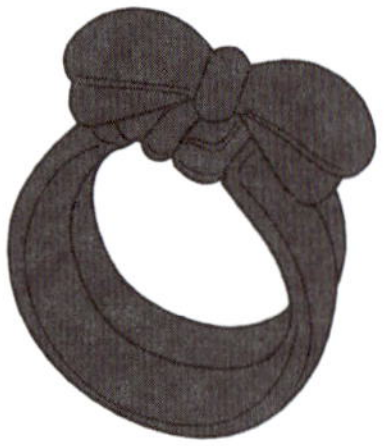

髮捲棒海綿髮捲

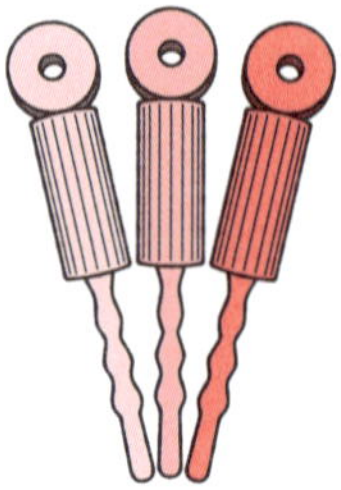

一秒毛巾

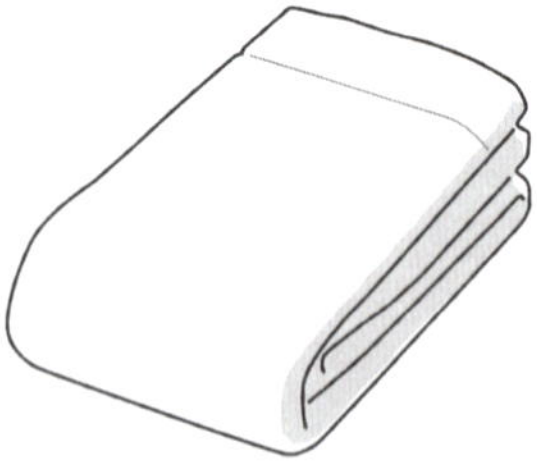

Dyson吹風機

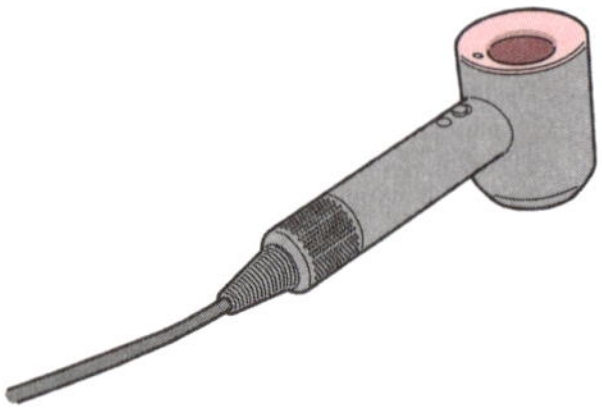

蠶絲舒眠護髮帽

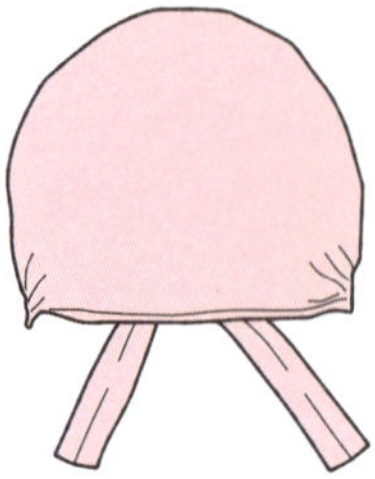

癢，甚至會損傷髮絲的毛鱗片，導致頭髮受損。

想避免這類狀況，可以更換使用吸水性較好的毛巾，迅速帶走頭髮多餘的水分。

使用稍細纖維製作的毛巾或專為游泳設計的游泳毛巾都有相當好的吸水性，其中被稱為**一秒毛巾**的商品，據說使用後吹頭髮只需花費原本一半的時間，吸水性非常好。

即便不使用吹風機，速乾巾會是你相當好的夥伴，因為吹頭髮的時間縮短，也不會覺得那麼麻煩，所以吹頭髮的門檻明顯降低。有吹頭髮的餘裕後，可以試著將吹風機跟毛巾直接放在一起，更能有效率縮短吹頭髮的時間。

不想要一洗完澡就吹頭髮的人，可以先使用吸水頭巾把頭髮包好，就這樣維持一段時間。利用這個空擋可以做肌膚的保養，或是吃個晚餐，過了一陣子拿下吸水毛巾，頭髮不僅已經乾的差不多了，吹頭髮的工作也會變得更加輕鬆。

除了毛巾之外，也有其他速乾的選項。**Saborino**（サボリーノ）有一款頭髮速乾噴霧，可以噴在剛洗好並還未吹乾的頭髮上的噴霧，只要輕輕噴上便可以達到速乾的效果，非常便利。另外，也可以將吹風機升級，新款的吹風機有著驚人的快乾效果。Dyson吹風機是相當有代表性的商品，雖然價格偏高，但是功能非常強大。仔細想想如果每天都要使用的話，其實相當值得投資。

再來，講到輕鬆打造時尚髮型的便利小物，也相當推薦**假髮**及**髮片**。筆者本身對瀏海有相當的堅持，但因為瀏海稀疏非常不容易整理，在花約一千日圓購入瀏海假髮片後，便可輕鬆打造出自然又可愛的瀏海造型。只要用夾子輕輕夾上即可，相當易於操作。

可以透過影片學習造型技巧

如果是看髮型雜誌或是網站，但看到一半就看不懂步驟在做什麼的人，可以試著參考**整理頭髮的影片**來學習。有不少應用程式會透過影片解釋如何整理髮型。只要在YouTube或是Instagram上，用「頭髮的長度（短髮、中長髮、長髮等）＋簡單＋髮型整理」為關鍵字來進行檢索，就可以找到大量值得參考的影片。

不僅有美容師或是髮型設計師解說的影片，也有以圖片呈現的說明方式。另外也相當推薦這個提供各個美髮沙龍宣傳自家作品的應用程式HAIR（ヘアー）。APP中會以排名的方式呈現受歡迎的髮型，可以試著參考看看。

另外，也有以女性為目標讀者，摘錄網路上整理髮型重點筆記或情報的應用程式，這也是在搜集資訊時相當好的參考資料。較著名的APP有LUCRA（ルクラ）、TRILL（トリル）、LOCARI（ロカリ）。

不侷限於髮型，這些APP提供了關於時尚、化妝、整理、金錢管理等，女性生活風格相關的全方位資訊。只要使用這類APP，便可輕鬆掌握女性相關的大小事，非常方便實用。

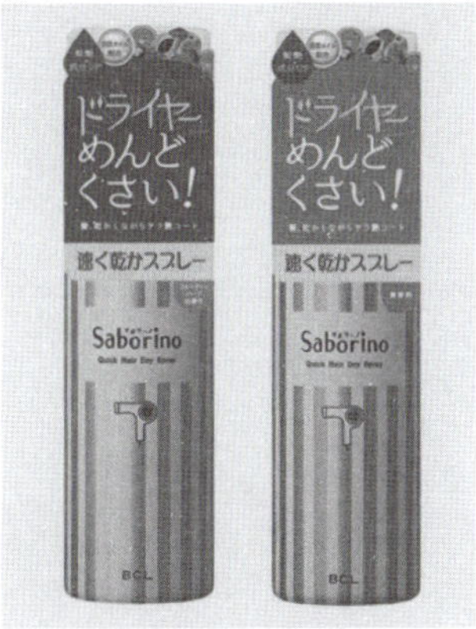

Saborino頭髮速乾噴霧

簡單的髮型變化

①

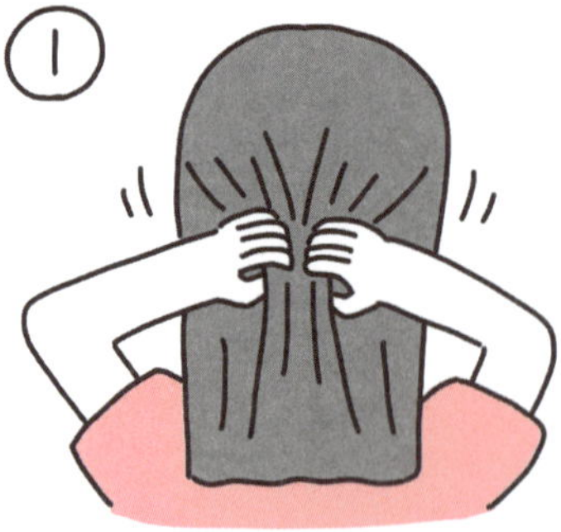

想要綁公主頭造型的話，可以先將頭髮上層約1/3～1/4的頭髮抓成一束

②

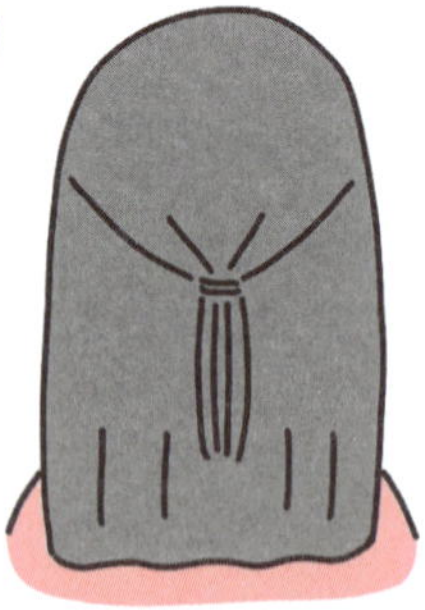

將髮束固定在後腦勺最突出的位置（約在眼睛的正後方）。細一點的髮圈會比較好綁一點

③

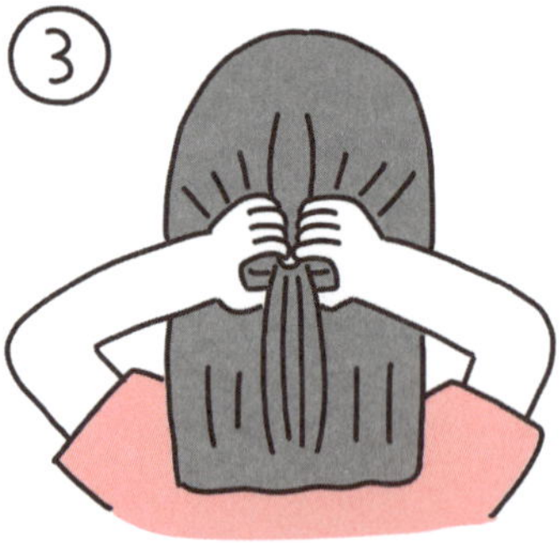

將髮圈上方的頭髮分開成2部分

④

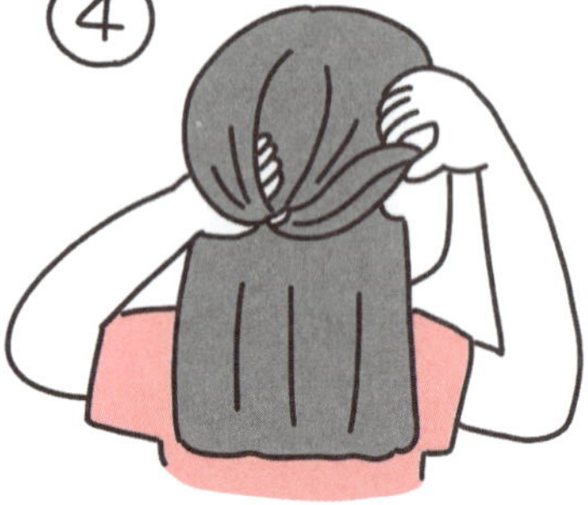

由上往下，將下方髮束穿過中間的縫隙

⑤

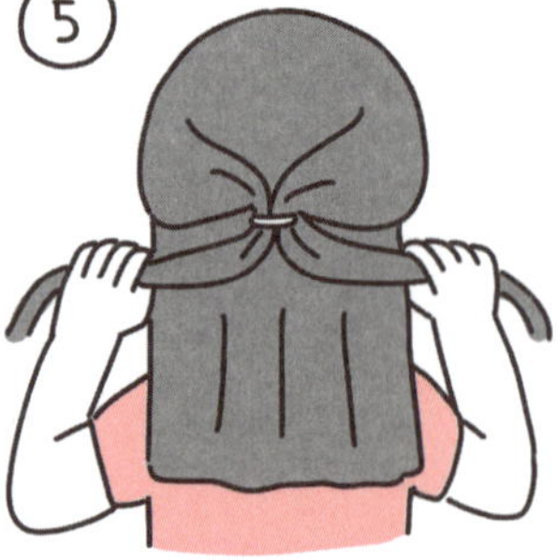

將髮尾拉開，向兩側輕拉調整

⑥

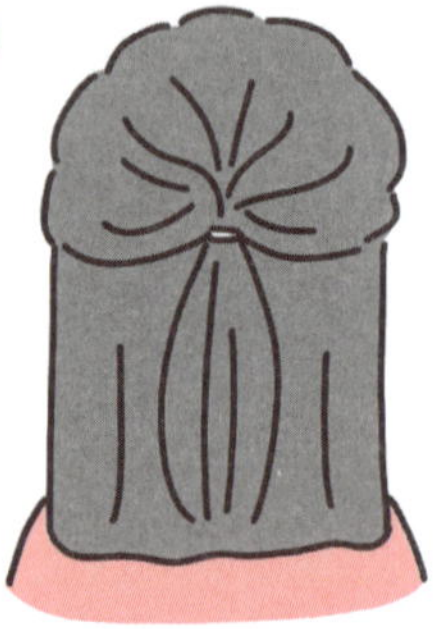

簡單整理一下就完成了

繩子編髮

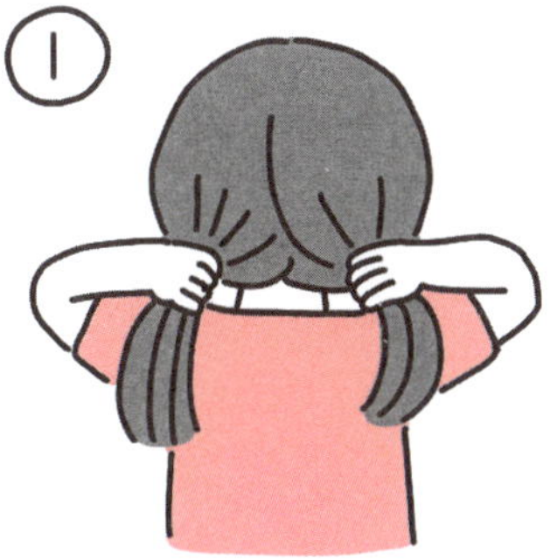

將頭髮大略分成兩半

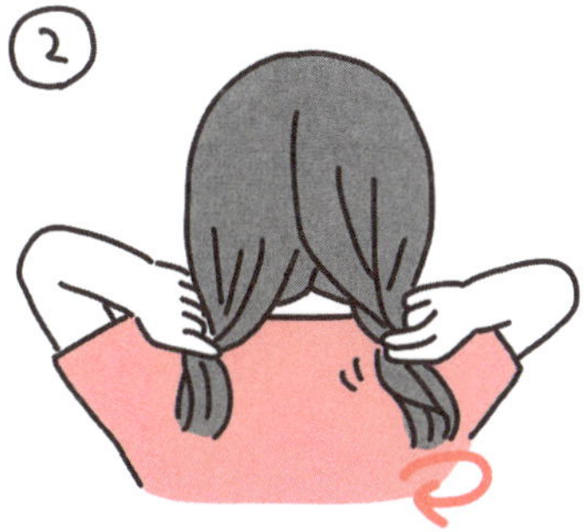

將右邊的髮束以順時針方向（大拇指朝上的方向）旋轉

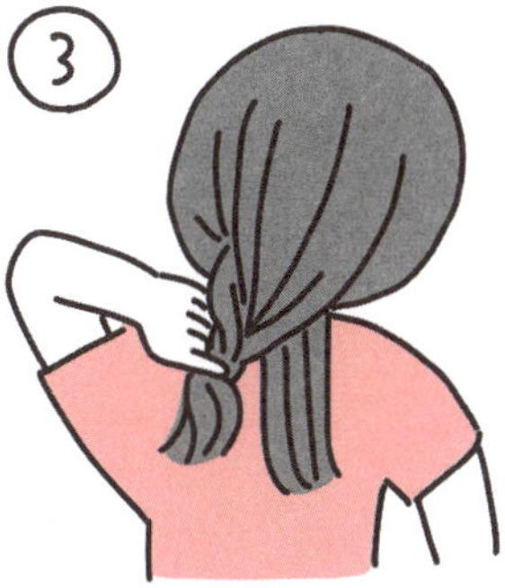

用左手抓住右邊轉完的髮束，疊到左邊髮束上

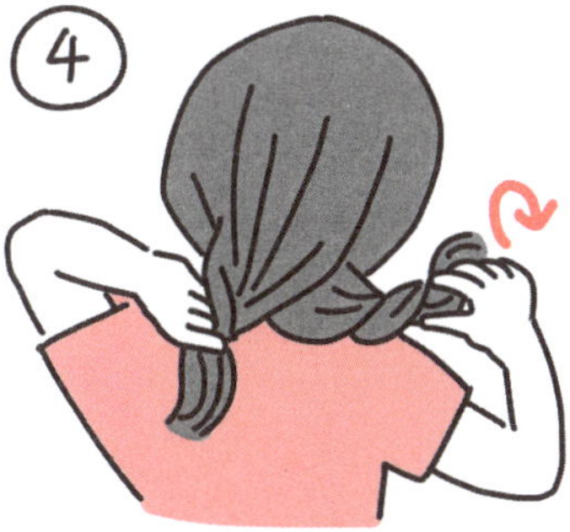

用右手抓住左邊髮束，順時鐘旋轉

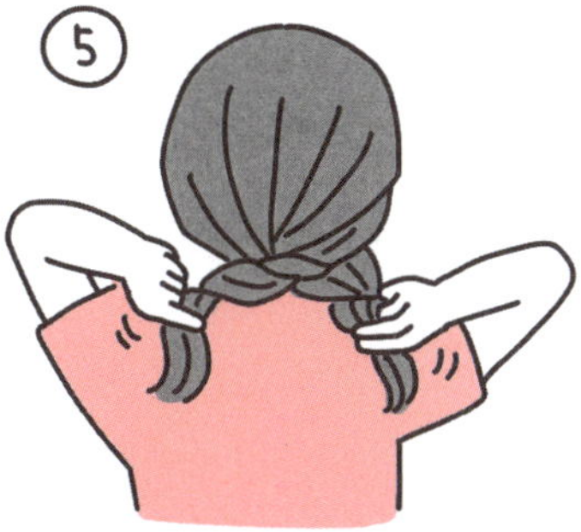

將捲好的兩個髮束左右輪流交疊編髮

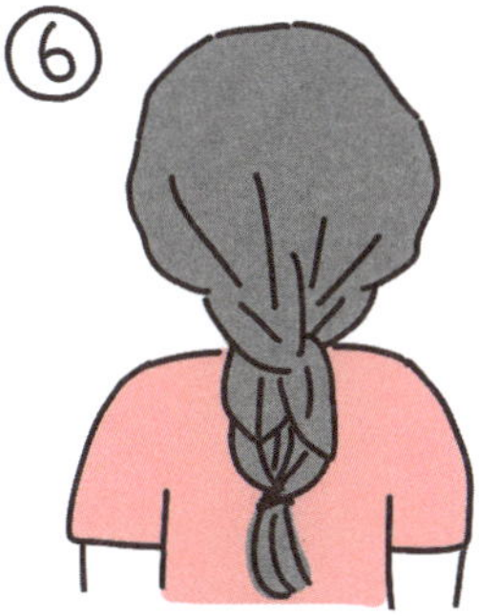

編好後用髮圈固定，再輕輕拉鬆就完成了

瀏海旁分的方法

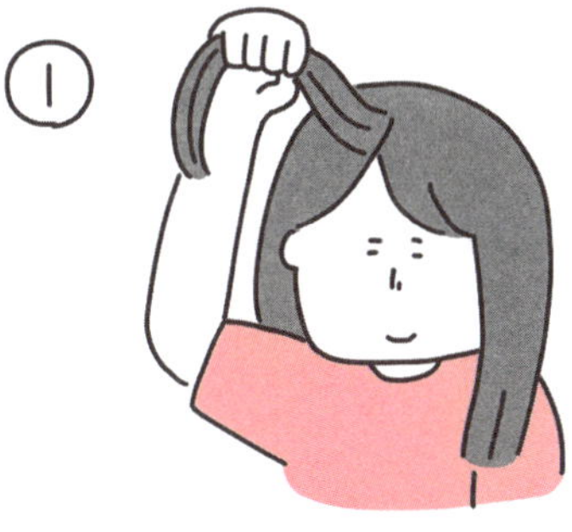

抓後側邊的長頭髮

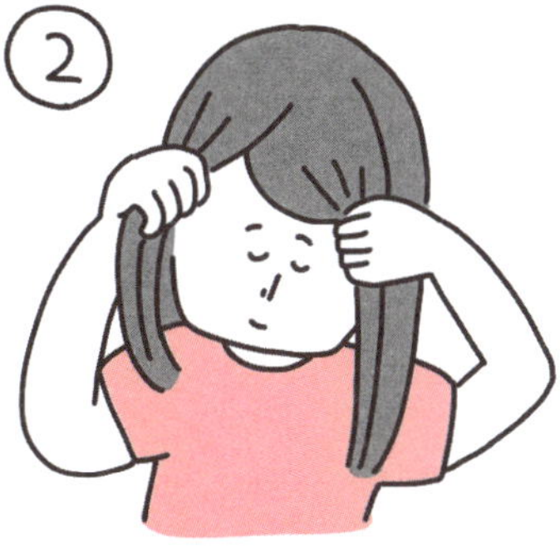

頭向前傾將長髮的部分撥向瀏海

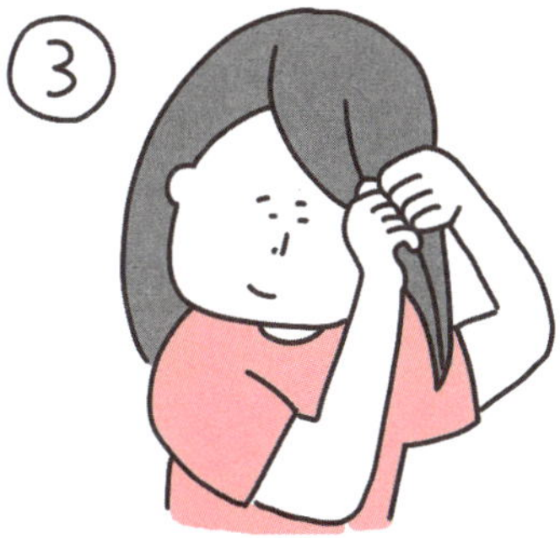

用長髮部分蓋住瀏海，並在耳朵上方使用小髮夾固定就完成了

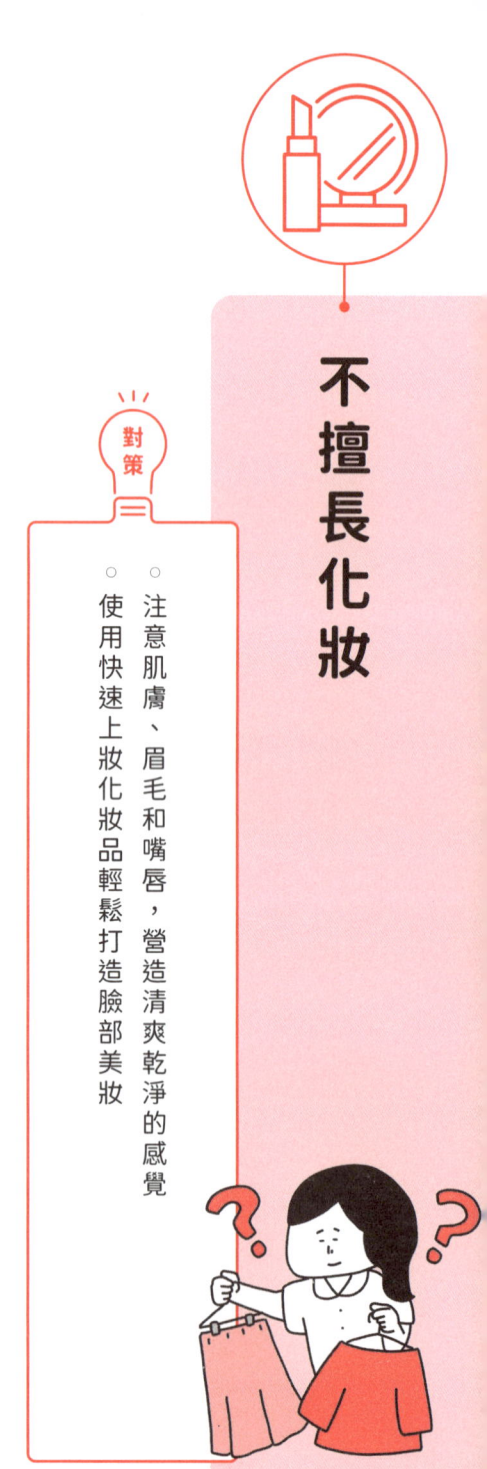

不擅長化妝

對策

○注意肌膚、眉毛和嘴唇，營造清爽乾淨的感覺

○使用快速上妝化妝品輕鬆打造臉部美妝

事例 化妝好難、好麻煩！

雖然沒有人跟我說不行，但是我的妝容這樣真的可以嗎？和那些打扮光鮮亮麗的店員聊天的時候，更覺得我自己妝容真的好樸素。

雖然這麼說，眉毛要畫到左右兩邊對稱、在眼皮上要畫出漂亮漸層的眼影、睫毛要用睫毛夾夾的翹翹的，這些化妝的動作對我來說真的都太難了。

雖然像要變得可愛一點，但化妝總是提不起勁。而且早上的時間本來就不大夠了，如果有時間化妝的話，我還寧願拿來多睡一點。

原因 手不巧×容易膩，導致無法持續

手不靈巧是發展障礙的其一特徵。對不靈巧的人來說，化妝這件事更是難上加難。使用細筆畫出細細的線、巧妙的利用陰影打造出立體妝感，化妝是一項需要細緻操作的作業。從多次失敗中累積的經驗，以及每天慢慢累積的技巧，都是提升化妝技術的必備歷程。但對有ADHD特質的人來說，持續做一件事情本來就比較困難，常出現只維持三分鐘熱度而無法持續，當然也就無法變得更加上手。

另外，**肌膚敏感**也是過敏特性之一。肌膚敏感的人在挑選化妝品時有諸多限制，平常使用的化妝品也可能因為身體狀況的改變引起肌膚不適，光是要準備化妝用品就是件相當令人費心的事。雖然變美很重要，但如果為了化妝導致肌膚不適那可就得不償失了。所以絕對不需要勉強自己使用不適合的產品。

解決方法

注意肌膚、眉毛和嘴唇，營造清爽乾淨的感覺

化妝既不是義務，也沒有強制規範，如果會伴隨著痛苦，那實在沒有必要去做。不過，為了維持基本禮儀，如果連最低限度的清潔感都無法維持，在建立人際關係時會造成不利的開始，這一點必須特別注意。

為了維持最低限度的清潔感，建議注意肌膚、眉毛、嘴唇這三個部位，就不會有太大的問題。只要肌膚維持健康的狀態，即便沒有上底妝也沒問題；眉毛只要不太過雜亂或是完全沒有眉毛就可以；嘴唇周圍只要不是太過乾燥，呈現健康的紅潤，即便不上口紅也沒關係。

為了要讓肌膚保持在良好的狀態，就需特別注意做好肌膚保養以及防曬。如果不喜歡在皮膚上塗塗抹抹的人，可以試著從飲食或是營養保健品來調理。至於防曬的部分，也可以考慮使用口服型的防曬產品。

眉毛是影響臉部印象的重要部位。平日沒有在整理眉毛的人，只要稍作修整，整體印象就會大大改變。不擅長自己修整眉毛的人，也可以請專業的人協助修眉。

為了避免嘴唇乾燥，可以塗抹護唇膏或是使用唇膜進行保養。不喜歡口紅的人，推薦使用有帶顏色的保濕護唇膏，可以在保濕的同時帶出紅潤的唇色。

使用快速上妝化妝品輕鬆打造臉部美妝

無法順利畫出完美漸層眼影的人，可以使用一眼就可看出要把什麼顏色塗在什麼地方的ABUE「**一刷綻彩眼影盤**」系列。在眼皮整體塗上打底色後，再使用眼影盤附的刷子同時沾附三個漸層色，只要輕輕一塗，就能打造漂亮的陰影感。最後用眼線棒在睫毛根部輕輕描繪粉狀眼線，就能完成專業感十足的眼妝。

另外還有Maybelline出的「雙霜對對絲絨眼影棒」系列，也能輕鬆畫出漸層眼影，推薦給不擅長眼妝或想節省時間的人使用。

不太會畫眉毛的人，推薦可以試試KISS New York出的「**眉毛印章**」。這個商品顧名思義，就是以眉型為造型的印章，只要輕輕地按壓在眉毛上，就可以完成漂亮的眉毛。可以自由選擇喜歡的眉型，如拱形眉、平眉等，顏色也有不同的選擇。

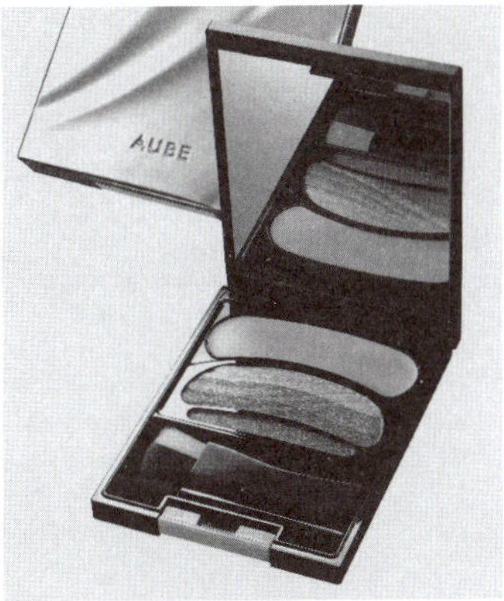

ABUE「一刷綻彩眼影盤」

眉毛稀疏的人，染眉膠會是相當便利的選擇。只要在睡前塗在眉毛上，隔天早上撕掉，便可以輕鬆擁有自然的眉型。顏色還可維持數天，省去每天畫眉毛的麻煩。

選擇適合自己的化妝品色系

如果了解自己的個人色彩，選擇化妝品顏色時，失敗的機率會大幅降低。像是擦了粉底反而讓臉色看起來不好，眼影完全不顯色，顏色看起來不協調等，都是因為顏色不合適導致妝容不理想的人，可以先試著從調查自己的個人色彩開始。

容易出現的失誤

脖子和臉的顏色差異過大

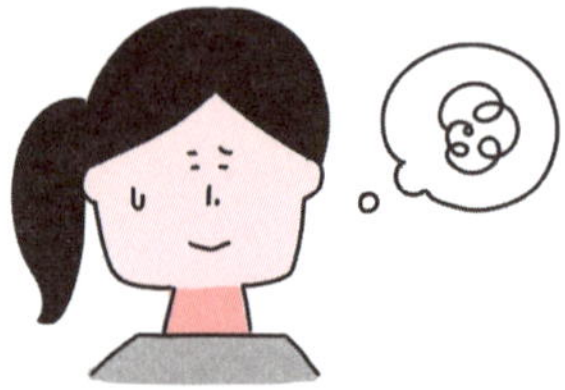

粉底液的顏色不適合，先確認顏色是否不夠自然。選購粉底液時可以先到店試用，確認適合自己的膚色後再購買。

腮紅下手太重看起來很熱

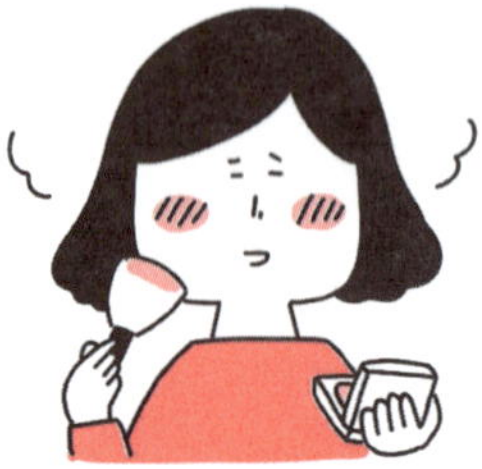

在光線不足的地方化妝易出現下手過重的情形，所以要特別注意化妝空間的燈光，必須要夠明亮！

口紅沾到牙齒上

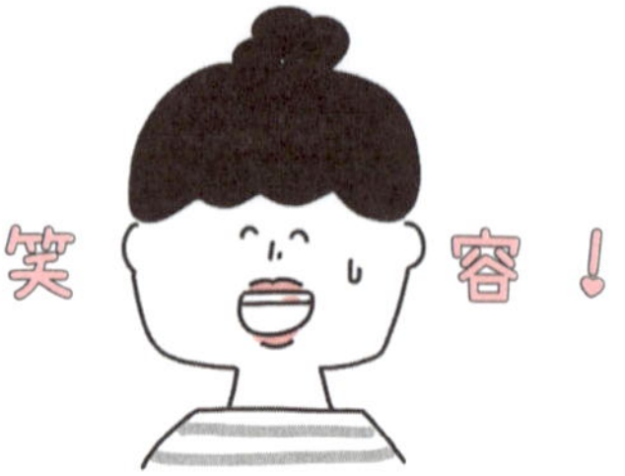

口紅塗得太厚容易沾附在牙齒上。可以用衛生紙擦拭或是使用不會掉色口紅。

節省時間化妝品的選擇小秘訣

粉底液

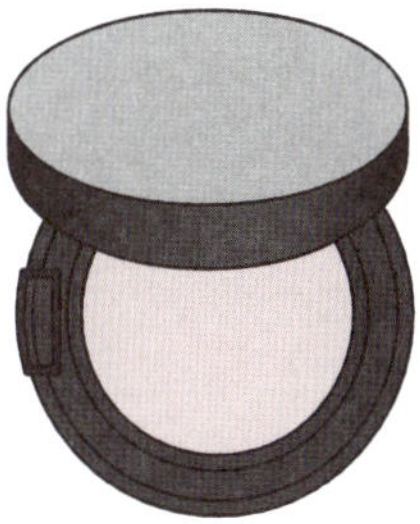

- 選擇一款能同時滿足多種需求的產品
- 使用不需打底或防曬的氣墊粉餅
- 氣墊粉底只需薄薄地輕拍於肌膚，即可達到良好遮瑕效果
- BB霜也是一瓶即可搞定底妝的好選擇

唇妝

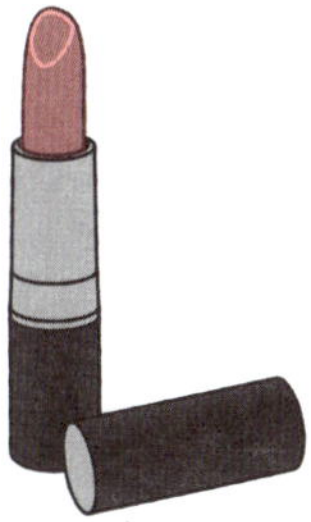

- 選擇比專用唇膏更能用於多種妝容的產品
- 用一支產品完成眼妝、腮紅和唇妝，就不必煩惱了
- 因為是同色系，妝容會更有統一感

眼影

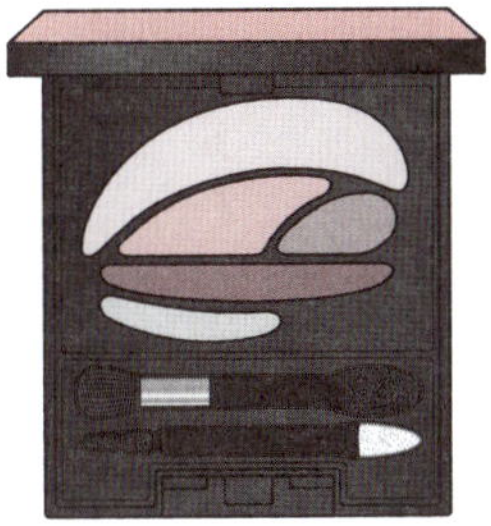

- 選擇不必煩惱什麼顏色該塗哪裡的化妝品
- 有一次塗抹完成的類型或是直接用調色盤塗抹的各種款式
- 眼影棒相當易於使用

眉毛

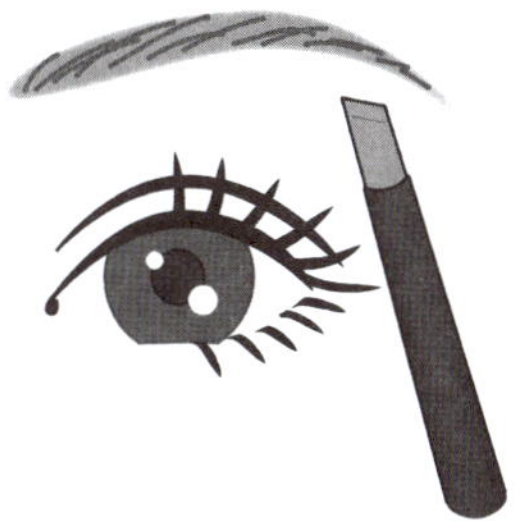

- 選擇好搭的眉型
- 使用特定眉型的眉毛印章，蓋上即可完成眉毛彩妝
- 可以在睡前使用染眉膏，睡醒便可有自然眉毛

眉毛的畫法

①

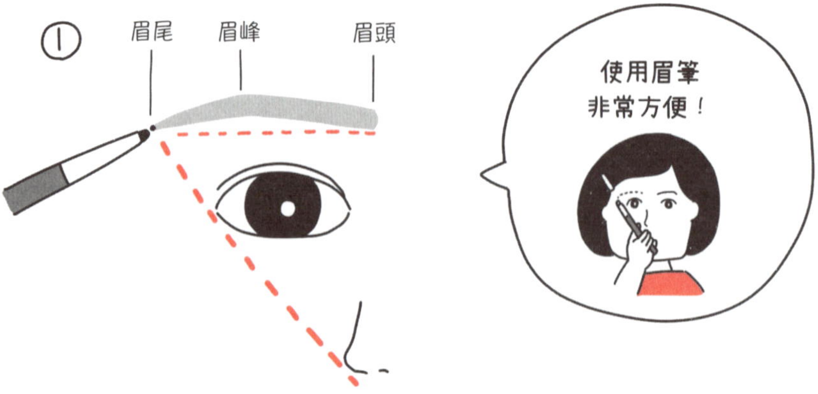
眉尾
眉峰
眉頭
使用眉筆
非常方便！

找出眉尾的位置。位置在由鼻翼及眼角延伸至與眉頭水平的地方

②

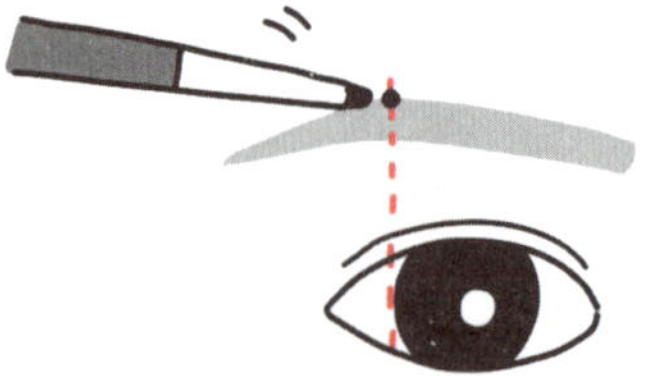

畫眉峰。眉峰以黑眼珠外側上方為基準

③

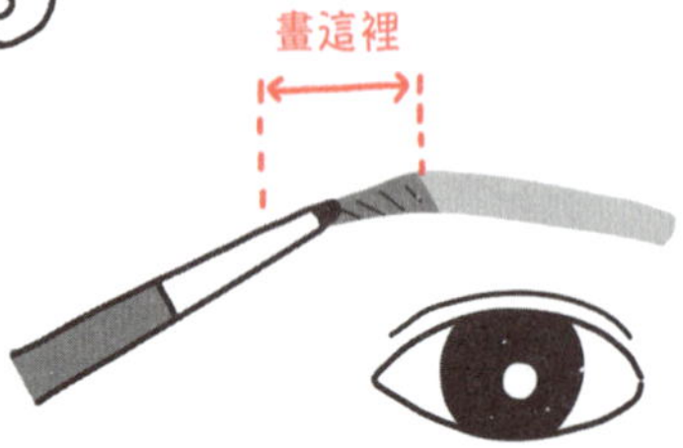
畫這裡

由眉峰畫向眉尾

④

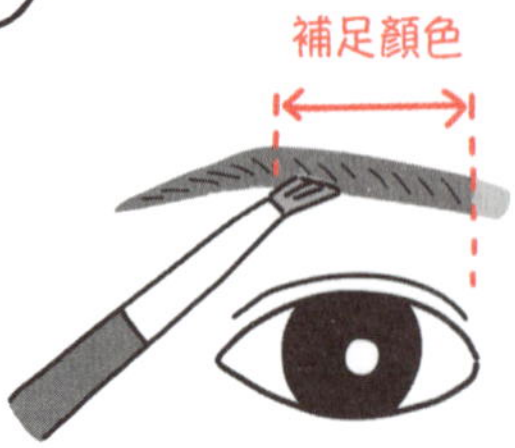
補足顏色

由眉頭往眉峰補足顏色（使用眉粉也OK）

⑤

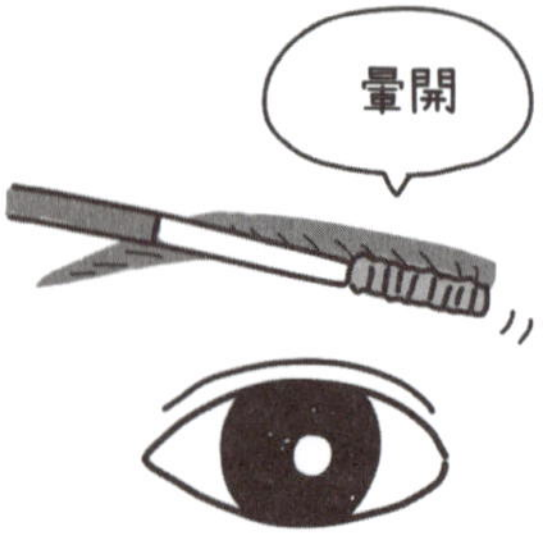
暈開

在眉頭的部分使用眉毛刷把顏色推開

調整眉型的方法

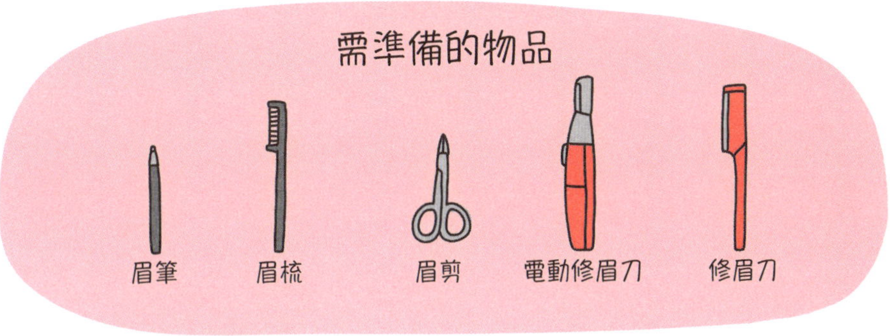
需準備的物品
眉筆
眉梳
眉剪
電動修眉刀
修眉刀

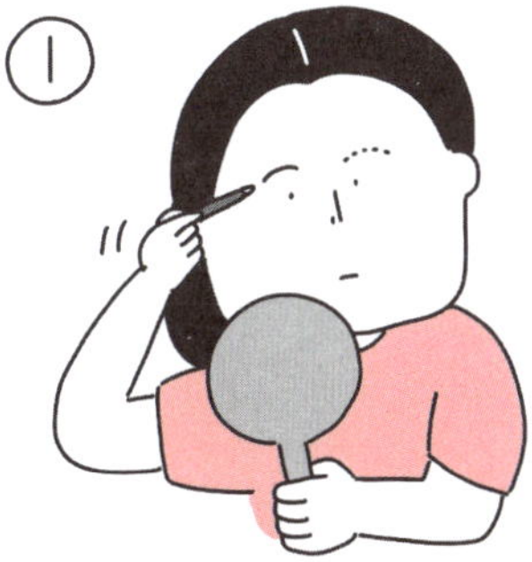
①

使用眉筆畫出理想眉型

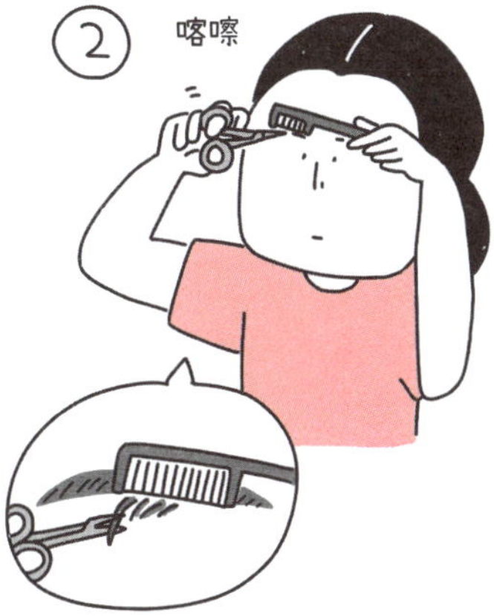
②
喀嚓

使用眉梳整理眉毛，利用眉剪修剪突出眉梳的部分

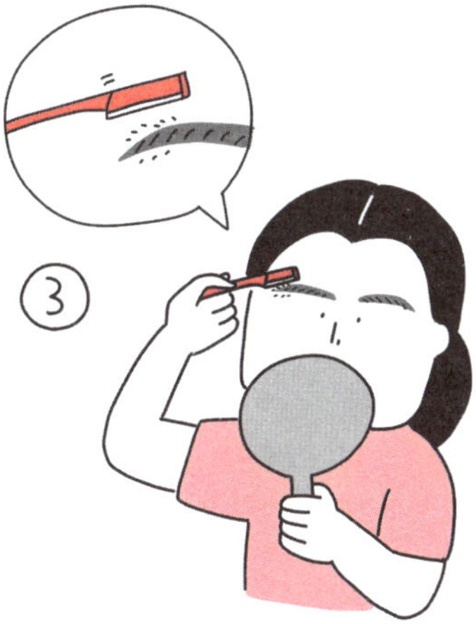
③

使用修眉刀去除雜毛

想解決生理相關的煩惱

對策

- ○生理相關的不適要諮詢專家
- ○日常保養極為重要
- ○利用衛生用品減緩生理期間的不適

事例

為什麼生理期這麼不舒服呢？

在生理期前總是會莫名煩躁，忍不住對家人發了脾氣。雖然覺得很抱歉，但是卻又無法控制自己的情緒。

生理痛也真的是無法忍受，要到公司更是一大挑戰。生理期期間不僅注意力無法集中，出錯的狀況也比平常更多。一個不小心衛生棉就會位移，衣服跟棉被就被弄髒了。

想要好好計算預測生理期以擬定對策，但是因為經期不規則也很難抓準時間。生理期到底為什麼這麼痛苦呢？

原因

有發展障礙的人因容易感到壓力，所以荷爾蒙的平衡也較易崩壞

雖然目前在醫學上並沒有數據顯示生理上的不適與發展障礙有直接的關聯，但許多有發展障礙的人**不擅於管理自己的身體**，所以常出現因荷爾蒙失調，進而引發生理期不適的狀況出現。

有發展障礙的人因為容易累積過多壓力，可能會因壓力誘發生理時的不適，而且這些壓力有時會進一步發展成憂鬱症等二次障礙。

另外，平常有在服用精神科藥物的人，在生理期前後，可能會出現藥效降低，甚至可能產生強烈的副作用。平時有效的藥物也可能受到生理期的影響而效果有限。如果有不適的狀況請確實諮詢自己的主治醫生。

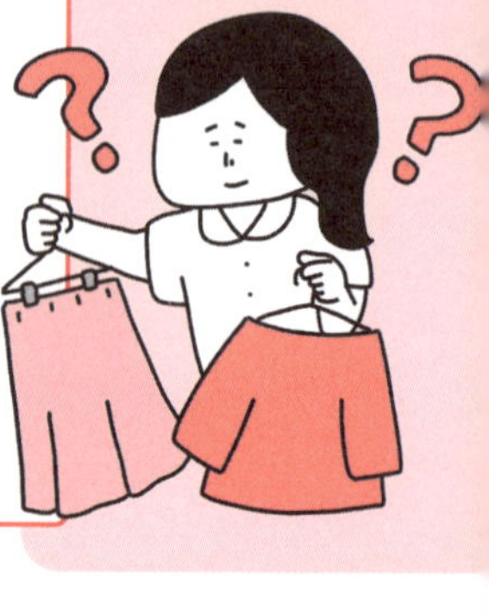

解決方法

生理相關的不適要諮詢專家

在生理期1〜2週前出現情緒不穩或是身體不適的狀況被稱為經前症候群（PMS），但如果是在精神方面出現相當大波動的狀況，則極有可能是**經前不悅症**（PMDD）。如果是經前不悅症就必須前往精神科或身心科就診，單純生理相關的不適，則可以先到婦產科確認是否有婦科相關的疾病，之後如果有需求，再視情況轉介到精神科或身心科較為妥當。

生理痛或經前症候群等狀況嚴重時，請前往**婦產科就診**。特別是吃了止痛藥後仍然無法抑制疼痛並影響到日常生活的人，必須儘早前往醫院進行治療。

其他像是在生理期前比平時更容易焦躁、憂鬱或是變得更為衝動，出現精神上不穩定的人，就有可能是經前不悅症。

針對生理不適但覺得還不需要特地前往醫院治療，或是要前往醫院會非常痛苦的人，可以利用線上諮詢的服務與專門的醫療人員對談。日本有線上藥局「**YOJO**」在LINE上提供簡單的問診回覆，並同時提供適合的中藥及販售資訊。雖然購買中藥需花費，但諮詢的部分是免費的，對中藥有興趣的人也可以試看看這個方法。

另外，除了生理期的困擾之外，也可諮詢如更年期、不孕、手腳冰冷等，這一些女性特有的煩惱。「**smaluna**（スマルナ）」是一個連結專科醫生與患者的線上平台，可以透過APP提供藥物處方，並透過郵寄的方式寄送。正確的藥物可以大幅舒緩生理的不適，有興趣的人可以試著諮詢看看。

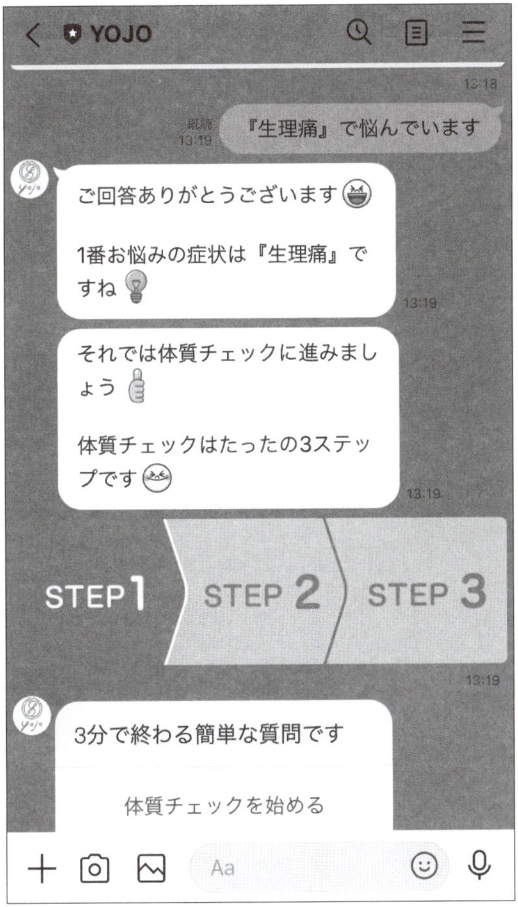

線上藥局「YOJO」的諮詢畫面

日常保養極為重要

平日自己可以做的日常保養包含避免食用含有咖啡因的食物或飲品，以豆漿等富含異黃酮的食品代替。當然，調整日常生活的作息也非常重要。要有意識的維持身體荷爾蒙的平衡。

善用生理期APP也是觀察身體狀態非常實用的方法。透過確實記錄生理週期、開始感到不舒服的時機等資訊，有了這樣的資訊更容易擬定因應對策，也能更好掌握用藥的效果。

「LunaLuna（ルナルナ）」是日本較為知名的生理期應用程式，喜歡簡單的設計可以使用「Clue」，想要有更廣泛的用途則建議使用Rhythm手帳（リズム手帳）。

使用iPhone的人則可以直接使用內建的健康APP。

利用衛生用品減緩生理期間的不適

若常因衛生棉位移而有外漏困擾的人，可以試著使用**吸水型的生理褲**。吸水型的生理褲是一種不需衛生棉即可吸收經血的生理褲，有相當優異的性能。和以往必須同時使用衛生棉的生理褲不一樣，這款生理褲本身即可吸收經血，是相當優秀的商品。如果搭配衛生棉一起使用，能大幅提升安心感，減少漏出的風險。

像Bé-A及EvaWear這類提供吸水型生理褲的品牌也變多了。價格及設計也有相當多元的選擇，有興趣的人可以使用搜尋「吸水褲」來了解更多選擇和資訊。

除了吸水型的生理褲，褲型衛生棉也是一種令人安心的選擇。褲型衛生棉像尿布一樣包覆整個臀部，幾乎不會出現外漏的問題。

如經血還是有沾附到衣物，可以先用中性洗碗精或是隱形眼鏡清潔液浸泡後再洗，這樣比較容易清除，建議可以試試看。

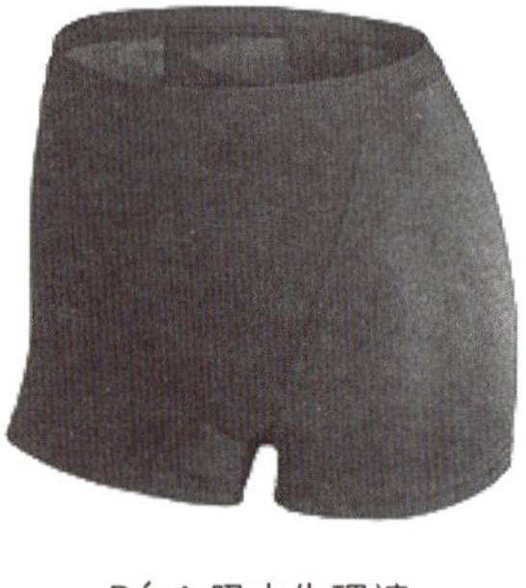

Bé-A 吸水生理褲

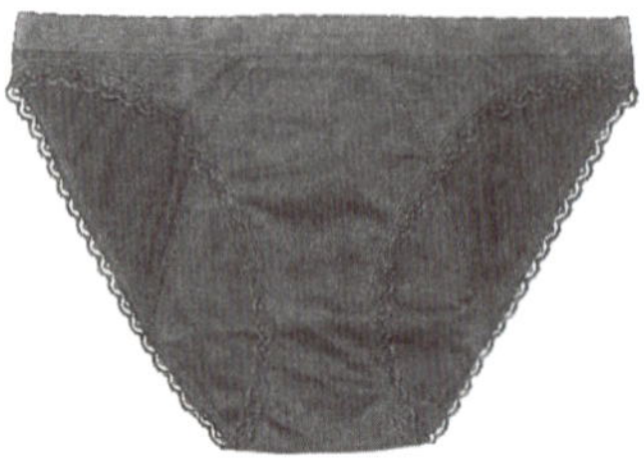

EvaWear 三角生理褲

生理期管理應用程式

● LunaLuna（ルナルナ）

- 可計算生理期及排卵日
- 支援管理服用避孕藥期間的身體狀況變化
- 登錄的資料除了可在APP中檢視外，亦可與合作的醫療機構同步

●Clue

- 可簡單的記錄並計算生理週期及排卵日
- 介面設計簡單明瞭
- 可預測生理痛或是頭痛等身體不適之狀況

●Rhythm 手帳（リズム手帳）

- 不僅可記錄生理期相關資訊，亦可記錄體重、體脂率等資訊，減重時亦可使用
- 可了解「分泌物指數」、「肌膚指數」、「煩躁指數」、「減重指數」
- 可記錄基礎體溫，如有懷孕計劃可以善加利用

●健康（限iOS系統）

- iPhone內建APP
- 除了生理期記錄外，亦可進管理睡眠狀態及步數等資料
- 資料可與多個APP共享

結語

非常感謝您閱讀本書。

從受出版社委託到提交本書初稿，花了我一年以上的時間。曾認為有與數千人線上或線下諮詢的經驗，應該可以很快地寫完。也因為有發展障礙的女性遇到的困難及煩惱相當之多，針對這些問題，我也相當有自信能提供相當有幫助的因應對策。

但是，在實際進行問卷調查、撰寫原稿時，經過各方指教才驚覺自己的視野竟是如此狹隘。對於ADHD傾向較為顯著的我來說，我認為微不足道的小事，對ASD傾向較明顯的人來說卻不是如此。

因此我不斷地嘗試尋找合適的解決對策，針對自己不足的部分，詢問有ASD傾向的朋友、訪問育兒中的母親們，盡可能地從各個角度，全面性地提供解決對策。

完成這本書花費了相當多的時間及心力，可說是我傾注全力完成的一本作品。這段期間也非常感謝在「Decojo」上協助填寫問卷及接受訪問的會員們、帶領我完成這本著作的翔泳社的長谷川俊和先生、多田實央小姐，還有許多在此無法一一列舉的幫助過我的人們，由衷地感謝大家。

作為Decojo的代表，同時身為發展障礙的當事人，很幸運地受到了大家諸多恩惠。今後將繼續盡全力，持續參與不同活動，以回饋給社會。

另外，有一件事情想拜託正在閱讀本書的讀者們。隨著近年科技日新月異，可能有些人會覺得本書提供的解決方法「有些過時？」或「應該還有更好的方法」。如果有這樣的想法，能否直接聯繫Decojo讓我知道呢？為了能持續提供給大家更好的解決方法，往後我也會持續發布相關訊息，如果能聽取大家的意見及想法就太好不過了。

2021年9月
澤口千寬

著者PROFILE

澤口千寛（さわぐち　ちひろ）

1992年生。

大學畢業後，曾以工程師就職，但因為完全無法完成工作而成為公司的尼特族。在成為社會人之後第三年接受了發展障礙的診斷，確診為ADHD。對於一直以來認為的「個性」原來是一種「障礙」而被感震驚，因為不知道與誰分享自己的心情，因此在2017年成立了以女性為中心的發展障礙女性專屬社群Decojo。以想要找人聊聊卻不知道和誰傾訴的女性為中心，在線上舉辦當事人座談會，2019年開始以大阪為中心，於全國各地每年舉辦約20場面對面的座談活動。Decojo會員人數上升至700人以上，到目前為止活動依然熱烈進行中。

TITLE

發展障礙 完全自立手冊［女子篇］

STAFF

出版	瑞昇文化事業股份有限公司
作者	澤口千寛
譯者	周倪安
創辦人 / 董事長	駱東墻
CEO / 行銷	陳冠偉
總編輯	郭湘齡
文字主編	張聿雯
美術主編	朱哲宏
校對編輯	于忠勤
國際版權	駱念德　張聿雯
排版	洪伊珊
製版	明宏彩色照相製版有限公司
印刷	龍岡數位文化股份有限公司 紘億彩色印刷有限公司
法律顧問	立勤國際法律事務所　黃沛聲律師
戶名	瑞昇文化事業股份有限公司
劃撥帳號	19598343
地址	新北市中和區景平路464巷2弄1-4號
電話	(02)2945-3191
傳真	(02)2945-3190
網址	www.rising-books.com.tw
Mail	deepblue@rising-books.com.tw
初版日期	2025年8月
定價	NT$ 420／ HK$131

ORIGINAL JAPANESE EDITION STAFF

装丁・本文デザイン	小口翔平＋加瀬梓（tobufune）
イラスト	高村あゆみ
本文DTP・図版	一企画

國家圖書館出版品預行編目資料

發展障礙完全自立手冊. 女子篇 / 澤口千寛著；周倪安譯.
-- 初版. -- 新北市：瑞昇文化事業股份有限公司,
2025.08　176面；　21x18.2公分
譯自：ちょっとしたことでうまくいく発達障害の女性が上手に生きるための本
ISBN 978-986-401-835-2(平裝)

1.CST: 心理發展障礙症 2.CST: 生活指導 3.CST: 女性

415.988　　114008480